U0137353

范氏米粒灸

范怨武 ○ 著

中国中医药出版社
· 北 京 ·

图书在版编目（CIP）数据

范氏米粒灸 / 范怨武著 . —北京：中国中医药出版社，2023.12
（2024.5 重印）

ISBN 978 - 7 - 5132 - 8326 - 7

Ⅰ . ①范… Ⅱ . ①范… Ⅲ . ①艾灸—基本知识 Ⅳ .
① R245.81

中国国家版本馆 CIP 数据核字 (2023) 第 144212 号

中国中医药出版社出版

北京经济技术开发区科创十三街 31 号院二区 8 号楼
邮政编码 100176
传真 010-64405721
三河市同力彩印有限公司印刷
各地新华书店经销

开本 880×1230 1/32 印张 5.25 字数 144 千字
2023 年 12 月第 1 版 2024 年 5 月第 3 次印刷
书号 ISBN 978 - 7 - 5132 - 8326 - 7

定价 39.00 元
网址 www.cptcm.com

服 务 热 线 010-64405510
购 书 热 线 010-89535836
维 权 打 假 010-64405753

微信服务号 zgzyycbs
微商城网址 https://kdt.im/LIdUGr
官 方 微 博 http://e.weibo.com/cptcm
天猫旗舰店网址 https://zgzyycbs.tmall.com

序

岭南非常盛行灸法。

远有鲍姑（鲍姑的灸法经验主要记载在葛洪的《肘后备急方》内），近有叶广祚（《采艾编》），还有叶茶山的《采艾编翼》，更近的有曾天治、苏天佑两大家，这些前辈们的经验启迪着我。

我对岭南灸法的了解，亦有一部分来自民间。

粤东（包括我的老家陆河县）有一种灸法，叫"叭"火。为何叫"叭"火？因为用灯心草蘸油焠烫穴位时，会发出"叭"的一声，所以我们将这种灯火灸称为"叭"火。

由谁来操作呢？一般是年老的妇女，我们本地人叫这种"医生"为"先生娘"（"先生"是医生的意思，"娘"是女士的意思，先生娘，即女医生）。找她们看病的多是儿童，她们辨证的方法简单，该法适应的病种也很局限。看到肚有青筋，则认为有"风"，主要症状就是腹痛或积食；看到额有青筋，则认为有"射"，主要症状就是精神失常。

不管有风，还是有"射"[1]，治法都是拿灯芯或灯心草，点燃，焠烫穴位，效果非常好。

1　注："射"为客家发音，具体是何字，不得而知。辨"射"之时，常会说"死人射"，意为小孩受到惊吓，出现精神症状，类似《刘弼臣实用中医儿科学》里所载之客忤。此证多见于小儿，多因小儿神气未定，卒见生人或突闻异声、见异物，引起惊吓啼哭，甚或面色变易。也与"含沙射影"之"射"，有相近之意，传说一种叫蜮的动物，在水中含沙喷射人的影子，使人生病。东晋干宝《搜神记》曰："其名曰蜮，一曰短狐，能含沙射人，所中者则身体筋急，头痛、发热，剧者至死。"

像粤西的阳江，很多地方有"四婆"（一般都是排行第四的老太太）接诊，不过阳江人用的是烧艾火，将艾绒搓成绳状，点燃，焠烫穴位，效果也非常好。

粤东人的"叭"火，粤西人的烧艾火，都是一般灸法。

广西龙胜地区也有人用灸法，既有直接艾炷灸，也有灯火灸，不过烧的火力很猛，身上都烫得坑坑洼洼，以现在的角度看，大可不必，仅用小米粒大的艾炷即可取效，绝不会造成重大灸疮影响生活。

我在研究古今灸法文献的基础上，结合民间的灸法应用，并糅合自己近二十年的针灸经验，稍调整了一下直接灸的操作细节，形成了"范氏米粒灸"，使之更适合忙碌的现代人使用。

范氏米粒灸有六个特点：①艾炷小，炷如小米、黍米、大米粒；②以有治烫伤功效的紫金膏作为黏附剂，涂抹厚薄随艾炷大小而变化，黏附剂和艾绒同等重要；③不拘泥艾绒的新陈，因艾绒与紫金膏接触之时，就吸附了油剂，故陈化对于疗效来说并无意义；④因紫金膏吸附能力强，故艾炷形状可完全不拘泥于塔形；⑤临床应用穴位广泛，有大量突破前人禁忌之处，拓宽了治疗病种；⑥范氏米粒灸不追求起疱发疮、伤害小。

另外，取得好效果的前提一定是中医基础知识扎实，熟悉经络穴位及宜忌，按病患的证型来排经布穴，故业外人士想要自灸，前期请一定要在医生的指导下，由医生配好穴位再灸，其间出现变化，也一定要跟医生反馈，由接诊医生做出相应的调整，或给出纠偏的方法。

本书只是纪录分享笔者个人使用米粒灸的经验心得，不代表历代中医使用米粒灸的全部经验，所以特别标明为"范氏米粒灸"，以免引起读者误解，认为米粒灸只有笔者一家之言，以偏概全。

由于作者水平有限，不足之处在所难免，如有错漏，还望多多指正。

范怨武

2023 年 9 月 1 日于深圳

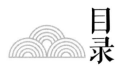

目录

上

上

米粒灸是古老的、传统的中医艾灸疗法。

米粒灸采用三年以上陈艾，将艾绒搓成相应大小的艾炷放置于穴位上，灸一壮3～5秒，可以起到刺激穴位，激发人体正气，以及温经通脉、补益气血、调和阴阳、防病保健等作用。施灸时有短暂的灼痛感，因个体差异可能在施灸部位出现小水疱、色素沉着和血痂。

米粒灸具有艾炷小、刺激强、时间短、痛苦少、疗效快的特点。

米粒灸简介

"灸"是形声兼会意字。从火,表示用火燃烧艾绒熏烤穴位;从久,承接"久"字之本义,且兼表声。"灸"通常用作动词,本义为烧灼,特指中医的一种治疗方法,即将艾绒所制的艾炷或艾条点燃后烧灼或熏烤人体穴位,以刺激皮肤或血脉,达到治疗的效果。

米粒灸在本书中有两层意思。

一是指艾炷规格——艾炷的大小如米粒。

二是为直接灸——在皮肤上施灸。

笔者在门诊所操作的艾炷规格有 5 种:特小号半粒粟米大、小号粟米粒大、中号黍米粒大、大号灿米粒大、特大号粳米粒大。我们治疗最常用的规格是中号黍米粒、大号灿米粒大小。(图 1)临床应用时,基本是在这 5 种规格上变化,但以黍米和丝苗米为主。

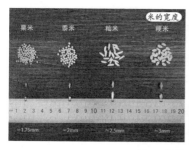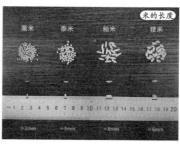

图1　艾炷大小示意图

注:粟米即小米,黍米即大黄米,灿米如常见之丝苗米,粳米如常见之珍珠米。

为什么会有这 5 个规格呢?笔者经过考证,认为小艾炷至少是从唐代就开始运用了。

唐代孙思邈《千金翼方·卷二十六》曰:"疟,灸上星及大椎,至发时令满百壮。艾炷黍米粒。"

在这里,灸头部的上星穴和颈部的大椎穴,用的就是如黍米大的艾炷。我一开始不知道黍米是什么，从来没听过，还以为是小米，可谓五谷不分了。黍米有些地方叫黍子，在网络上搜黍子的话，很多是买给鹦鹉或仓鼠吃的口粮，带壳的，颗粒很小。但你想买来给人吃的话，要搜大黄米，大黄米就是黍米，我问了东北人，说个头比大米小，但又比小米大。这种规格的艾炷灸起来，疼痛程度很小，三岁娃都能耐受的。

宋代闻人耆年《备急灸法·卒忤死法十三》曰："讫如身冷口噤者，灸人中三炷，炷如粟米大。"

而在这里，灸人中穴用的艾炷如粟米大，这个粟米，就是小米，平常喝小米粥的那个小米，颗粒更小。所谓沧海一粟，形容的就是个头小。头面部用小艾炷，合情合理。我现在给患者灸面部的小疣就是用这么小的艾炷。

明代李梴《医学入门·卷之一》曰："炷艾如粟米大。"

明代在三角灸穴施灸，也用小米粒大的艾炷。用这个穴的，多是得了疝气的小朋友。其实腹部皮肤特别敏感，用小米粒大的艾炷，也很合理。笔者给自己灸巨阙、中脘、下脘、梁门、天枢、大横、关元这些穴位时，用的就是小米粒大小的艾炷。笔者试过自己的敏感度，确实粟米大的艾炷就有很高的刺激量。

或者又问，难道成人就不能用小艾炷？

明代杨继洲《针灸大成·卷九》曰："泪孔上（米大艾七壮效），中指半指尖（米大艾三壮）。"

这里在泪孔（睛明穴）上施灸，主治迎风流泪，用的是米大艾，杨继洲是浙江人，这个米，我猜是大米。但是当时他这部书是在山西出版的，如果在山西，提到米的话，也可能是小米。手指与头面用这个大小的艾炷施灸，也是合情合理的。

清初《医宗金鉴·卷八十六》："凡腋气……看腋下有一点黑者……用艾炷如米大者灸之，三四壮愈，永不再发。"

清初《医宗金鉴》说治疗狐臭，要先找到腋臭分泌处，用米粒大小的艾粒灸"黑孔"。这所讲的应是大米粒。

不管怎么说，米粒灸操作技术，延绵不绝传承逾千年，我们只不过是在拾取古人的经验而已，只想继承好，而不是搞引人耳目的假创新。

基于上文，大家一定要理解笔者说的米粒灸，是我国古老的、传统的中医艾灸疗法，是一种直接灸法。其艾炷规格以米粒为基准，直接放在穴位皮肤上烧灼来达到养生或治病的目的。

哪些能灸，哪些不能灸

你要问我米粒灸的适应证有哪些？这个真的是见仁见智，有人认为它只适合寒证，有人认为寒热证均可。

从我的角度看，只要在辨证施治的情况下，针药可治的病，米粒灸都能治。

你要问我哪些人能灸？我答，上到百岁老人，下至呱呱坠地的婴儿，只要病情适合，则皆可灸。

关于不能灸的，古代文献中讲究特别多，如日月、时辰、食物、气候、临时情况等均有禁忌。但从现代知识来看，有些实在是没有必要。病急从权，按病情施灸，有需要就灸。

但是在大饥、大渴、大饱、醉酒、风大温度低又无法保暖的情况下，尽量不要施灸。

以下还有三条要注意。

关于禁灸脉证

阴气不盛、阳气不衰者，不宜灸。华佗《中藏经》指出："不当灸而灸，则使人重伤经络，内蓄炎毒，反害中和，致于不可救。……阴气不盛、阳气不衰，勿灸内。"

就是说，人阴阳平和，精力也充沛，无事不灸，灸多易中热毒，但华佗所说这个灸，是指重灸（化脓灸），火力重。对于健康之人，尽管是米粒灸这种火力小的灸法，也实无必要去灸。若是平日精神疲惫，可偶灸一下足三里补气。临证时必须辨证施治，切不可孟浪妄灸，误伤健康。

微数之脉，不宜灸。汉代张仲景在《伤寒论》中指出："微数之脉，慎不可灸，因火为邪，则为烦逆，追虚逐实，血散脉中，火气虽微，内攻有力，焦筋伤骨，血难复也。"

意思是凡属气血亏虚、阴虚火旺之证，不宜施灸，更不宜采用瘢痕灸法，应以补气益血、滋阴降火为宜。否则，妄施火灸，则"焦筋伤骨"，伤阴更甚，也就难以康复。

但这一条，我的理解是"慎"，而非不可灸。临床实践证明，在配合服用滋阴药物的情况下，阴虚内热之肺痨是可灸的，但一定要辨证施灸，选穴精当，而不能滥灸。

脉浮、热甚者，不宜灸。《伤寒论》中指出："脉浮，宜以汗解，用火灸之，邪无从出，因火而盛，病从腰以下必重而痹，名火逆也。"又云："脉浮热甚，而反灸之，此为实。实以虚治，因火而动，必咽燥吐血。"上述两条条文，前者言脉浮误灸变证，后者为火邪伤阳变证。

此外，还有一些传染病，症见高热、昏迷、四肢抽搐者，或极度衰竭、形瘦骨立，呈现恶病质之垂危之候者，亦均不宜施灸。

关于禁灸部位

凡于颜面部施灸，一般不用化脓灸，以防形成瘢痕，有碍美观。关节活动处不宜用直接灸法，以防化脓、溃烂、不易愈合，尤其是瘢痕收缩更易造成功能障碍。另外，眼球部、心脏部位、耳部、大动脉处、静脉血管、肌腱浅在部位，以及妊娠妇女的下腹部、腰骶部、乳头、阴部，男性的阴茎、睾丸等处亦均不宜施灸。

以上所举禁灸部位，仅属梗概。医者如能灵活运用艾灸方法：将化脓灸改为极小炷米粒灸或间接灸（隔物灸）或艾条灸，则某些部位仍可温灸。如遇急性病、危重症，非此灸法不为功者，亦得辨证论治，酌情施灸。

关于禁灸穴位

禁灸穴位，首见于《黄帝内经》，次见于《针灸甲乙经》。其后，《铜人腧穴针灸图经》以及《针灸大成》等书，均有此记述。如《针灸大成》记载的禁灸四十八穴是"哑门、风府、脑户、天柱、承光、临泣、头维、丝竹空、攒竹、睛明、承泣、素髎、禾髎、迎香、颧髎、下关、人迎、天牖、天府、周荣、渊液、乳中、鸠尾、腹哀、肩贞、阳池、中冲、少商、鱼际、经渠、地五会、阳关、脊中、隐白、漏谷、阴陵泉、条口、犊鼻、阴市、伏兔、髀关、申脉、委中、殷门、承扶、白环俞、心俞、石门。"

这些禁灸穴位，确系历代医家的经验所得，当不可忽视，尤其是睛明、哑门、人迎等不宜施灸穴。但有些穴位灸之却可奏奇效。如灸阳池治耳聋，灸少商治鼻衄，灸鸠尾治癫痫，灸隐白治崩漏，灸心俞（相当患门穴）治肺痨、羸瘦，灸白环俞治白带，灸石门治经闭，灸髀关、阳关、伏兔、阴市治下肢痿痹等。杨继洲还有在泪孔（睛明）上用灸治迎风流泪的经验。

以上三条，初学者一定要注意，不要随便使用，但又不能过于教条。只有在熟悉了医理，熟练掌握火候，能做到每灸不起疱、不结痂，才能突破这些禁忌。

厦门灸法大师陈应龙，曾在腹部府舍穴施灸保胎；岭南灸法大师苏天佑，在神阙穴施灸治脐痈。笔者虽非大师，也常用风府、哑门治疗风寒头痛，犊鼻治膝痛，委中治瘙痒，鸠尾治癫痫，阴陵泉化湿，外阴旁治阴疮，面上治面瘫、扁平疣、黄褐斑等。

关于禁灸穴是否真的"禁灸"，在《普济方·针灸门》有言："禁穴，艾炷止麦粒大，仍隔蒜片尤稳。"意思是指，对于禁灸穴位的施灸，仍有变通之法，一是可以改用小艾炷，减少火力伤害；二是改用隔蒜灸，更加安全稳妥。

这提示我们，虽为禁灸穴位，只要减少刺激至温和无伤害，仍然可以施灸。换个角度看，如果紫金膏涂得厚，也可以认为是隔物灸的新分类——隔膏灸。而范氏米粒灸本身就强调使用小艾炷，两者结合就如上文所言突破禁忌，在禁穴或禁灸部位施灸。（注：隔膏灸并非说范氏米粒灸就是隔物灸，因为紫金膏可以按患者对火力的需求，进行厚度调节，涂薄即为直接灸，这也是范氏米粒灸特别之处。）

灸多少壮、多少天合适

先理解两个术语。

炷：名词。可燃的柱状物。艾炷，即将艾绒搓成柱状。隐含等待点燃之义。

壮：量词。指搓成形的艾团或艾粒，无论大小，一个艾粒叫1壮。另外隐含动作，如某穴7壮，即指在某穴上依次点燃7个艾团或艾粒。表示已完成或将要完成充分燃烧。

由于皮肤没有黏性，直接将米粒形的艾炷放在皮肤上是不稳定的，一活动就会掉下来，因此需要一定的黏附剂。我们会在穴位涂上薄薄一层膏状物，将艾炷放上去就能粘在穴位上，这时候再来点燃艾炷，艾炷烧完就叫作一壮。一壮就是烧一粒艾炷的意思。

举个例子，米粒灸百会穴7壮，一是选用米粒大小规格的艾炷，二是在百会穴上涂点黏附剂，三是在百会穴上依次点燃7粒艾炷。

需要注意的是，我们涂的是膏状黏附剂，涂的膏如果比较厚的话，透热入穴不完全，艾炷在燃尽时可能一点也感觉不到热，如果没有热力的话，这个壮数其实不能被有效计数入内。

古法有用涂口水或大蒜汁或姜汁的方式，包括我们院校的现行教材仍然教的是用大蒜汁，涂汁的话，基本上能保证每壮都透热入穴。

所以一定要以热力入穴为计数方式。

我们的灸量定数，应按需施灸。

什么叫按需施灸？

我要展开来讲。

按需施灸这个"需"，不是指受灸者以外的人的需求，如家长，也不是指受灸者本人出于贪念或亏本的需求，而是以患者为中心，以缓解病情的舒适度为准。

灸的壮数多对患者的病情未必有利，甚至有害。很多小孩只灸身柱一个穴，灸 3 壮足够了，再多灸几壮就会流鼻血。

笔者的儿子两岁十个月的时候，有天早上咳嗽，我就用搓成针线粗细大小的艾炷，放在身柱上灸，下午回来没咳了，就是这么快。对证了，根本不需要多灸，壮数也不是越多越好。

我平常保健时灸足三里，在结痂之后，只灸一壮，局部就产生了舒适的温热感，大腿得到了放松，有利于入睡。但若是贪心多灸几壮，在没病的情况下，这个就成了壮火，会食我的气，不仅让我觉得累，还可以起口疮、入睡困难。

所以，灸量，应该以缓解病情的效率为准，尽量找到愈病高效又让患者感到舒适的区域。

经过临床大量的观察，在每壮有热入穴的情况下，小儿每穴灸 1 ～ 3 壮，成人每穴灸 3 ～ 5 壮，是比较适合的。

一开始，以少量为主，让身体慢慢地去适应这个节奏，在后面的日子里，慢慢地将壮数加上去。

【注意事项】在发病初起，前一到两周最好保证每天灸一次，甚至一天两三次都可以；等到病情平稳后，可以改为隔两三天一次；经过一个月的治疗，病情向愈后，可以改为三天、五天或七天一次，就可以维持身体状态了；等到完全康复后，可以停灸，或改为养生灸（养生灸大多每个月施灸三四次即可，少则一月一次）。

米粒灸的操作步骤

一、需要准备的材料

精细艾线、紫金膏（或凡士林、紫草药膏、京万红膏等）、脉冲打火机（或线香）、棉签适量、龙胆紫笔、小镊子、弯盘。

二、准备工作

1. 将所有材料放于弯盘上。

2. 请患者维持被灸的姿势不动（或坐或俯卧或仰卧或屈膝等）。

3. 新手操作需要在施灸部位用碘伏或75% 乙醇进行消毒。经验丰富者若能做到不起疱不发疮，则可忽略。若用龙胆紫笔标记穴位，亦可忽略，因为龙胆紫水本身具有消毒功能。

三、操作步骤（图2）

第一步：取穴。（图示筋缩穴，可使用医用记号笔标记穴位。）

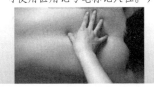

第二步：在该穴位的皮肤表面涂抹薄厚适中的黏附剂。

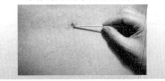

第三步：用少量艾绒搓成米粒大小，将其立位放置于穴位处。（此处放置为一壮艾炷）

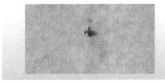

第四步：使用脉冲点火器点燃此艾炷。

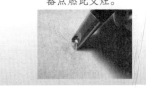

第五步：米粒灸操作结束后，可用棉签擦拭掉剩余的艾灰及黏附剂。

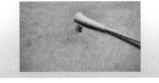

第六步：灸后，该穴位处皮肤出现红晕。

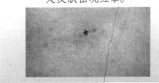

图2　米粒灸操作步骤

1. 用龙胆紫笔将穴位点上记号，并嘱咐患者不得乱动，什么姿势点的穴，就保持什么姿势灸，否则穴位移动则不能取得理想效果；第一次施灸，可请家长或助手，将患者固定（此点很重要，若是小儿惧怕挣扎易造成穴位移动或烫伤）。

2. 用棉签挑一点紫金膏（或凡士林或其他防烫膏剂），在选好的穴位上，涂上薄薄一层紫金膏（目的是固定艾炷及减轻烫伤）。

3. 将搓好的米粒大的艾炷放置于穴位上。

4. 用点好的线香，或脉冲打火机，将艾炷点燃；燃尽后可在原位上再放一炷点上。

5. 让艾炷自己燃烧，不用吹它，并且要时刻注意患者反应，若是艾炷搓得过大，则比较痛或难忍，这时用手指直接将艾炷摁灭（手指可觉微热并不烫人）或用小镊子将艾炷夹起弃之，再重新涂点紫金膏并搓一粒艾炷点上。中间要是紫金膏被蹭掉，可用棉签将穴位上的艾灰轻轻擦掉，再重新涂点紫金膏。点完要灸的壮数并结束一个穴位的灸治后，可用棉签轻轻将穴位上的紫金膏及艾灰擦去。

以上是大体操作过程，具体要视现场情况灵活处置。

四、注意事项

1. 注意防火，保证艾灰完全熄灭后，才可以倒入垃圾桶。

2. 体位与施灸顺序。灸头项腰背部，以坐位比较好，也可取俯卧位，但俯卧不够方便；灸大腿后侧，以俯卧位比较好；灸面部、胸腹部，大腿正侧面，以仰卧位比较方便。

另，什么姿势点好的穴位，就维持什么姿势施灸，一旦变换了体位，则穴位可能发生移动从而影响效果。

我们施灸的顺序是先腰背、后胸腹，先头身、后四肢，先上肢、后下肢，最后总是以下肢收官，这样可以把火气下引，尽量减少上火的副作用。

3. 施灸的时间限制。范氏米粒灸施灸追求舒适感，要求尽量不起水疱不发疮，故对时间没有严格要求，上午、下午、晚上、睡前均可施灸。

只要施灸环境暖和无风，一年四季均可施灸。北方如无暖气的地方，冬季则不要施灸，以免寒气入体。

对于材料的介绍及获取方法如下。

【艾绒介绍】好的艾绒呈细绒状，淡黄色或棕黄色，有艾叶特有气味，无霉变及其他气味，艾绒燃烧熄灭后，不得再产生可见火焰。从点燃艾绒到燃尽，中间不应自行熄灭。精细绒状，不能含有太多黑色或暗黑色微小叶片粉末。

【传统制法】把晒干的艾草放在石头臼中反复捶打，打烂打透，促使艾叶梗子和艾绒脱离，艾绒一般为团状，用筛子筛去杂梗和泥沙。晒、捣、筛反复多次，即成淡黄色洁净细软的艾绒。

想要细，就多反复做几遍，晒了再捶，一般轮番个七八遍，"纯度"就高了，但没有必要去弄成三千遍那么夸张。

【机械制法】工厂车间借助现代化的机械进行提绒。农历腊月，往往是提取艾绒的最佳时间，特别是下雪天，机械散热快，适合用机械提取艾绒。优质艾绒呈极淡的金黄色，有芳香气味，其质量与原料植物艾蒿的性状、艾叶的保存状态、火力干燥适当与否、粉碎的程度、作业时的温度和湿度等有关。

我们普通老百姓想要获取艾绒，好像只能以传统的方法来制作，但这种方法费时费力又不是很讨好。可按照工厂车间的机械制作方法，我们又没有那么雄厚的成本。有没有更便捷的方法？

有的。只要我们买一个家庭厨房使用的粉碎机就可以。一两百块钱一台，将晒干的艾叶放进粉碎机把它打成粉，过筛子，再打粉，再过筛，反复几遍，将绿色的粉末颗粒筛掉就能得到比较纯的艾绒。不过，这种方式得到的艾绒看起来偏绿，并不是金黄色，主要还是因为野艾（乡野的艾以野艾为多）陈化时间不够，野艾挥发油含量比较高，需要"陈化"的年头更久一点，放得久了，叶子脱绿，提的绒才能变得白一点或浅黄。

这样半手工的制作方式，既没有传统制作那么"上档次"，也没有工厂制作得那么流畅，但是这种艾绒并不影响我们的使用。

我们做米粒灸，最紧要的就是艾绒的火力，并不在于制作方法。

有些人认为没有金黄色的艾绒，因为纯手工确实提不到金色的艾绒。

可如果了解一下现代工厂的加工技术就不会这么想了，尤其是日本的工厂，像"釜屋会社"传承已经几百年了，还有"三惠贸易会社"，他们对艾绒制作不仅讲究，也形成了自己的品牌，在制作艾绒的过程中使用的工具和流程都比较先进，日本生产出来的金艾绒纯度不仅非常高，而且限量生产。

我个人也比较过日本的高级艾绒与国内的高级艾绒：日本产的艾绒，"绒"丝比较长，更容易搓成形；国产的艾绒，虽然"绒"丝断的比较多，也比较短，但搓起艾炷来也极易成形。

不过经过这么多年的发展，国内工厂的提绒水平已经非常高了，两者对穴位的刺激作用没有区别。要硬说区别，那就是日本产的贵，国产的便宜。管他呢？我们要的又不是这个，要的是辨证配穴施灸治病，这才是根本，所以，我是支持国货的。

综上，如果想要自己制作，你可以按我以上的方法来，如果觉得麻烦，那就直接到网络平台去找商家购买即可。其实做米粒灸对艾绒的需求量很低，一个人每天灸个十几粒的话，一年也就用20g艾绒左右。你费劲巴拉弄个把月，弄点艾绒，可能完全用不上。

获取方法：购买。

范氏紫金膏（以下简称为紫金膏）为自制药膏，介绍如下：

【处方】芝麻油1000g，当归、紫草各100g，金刚藤50g，蜂蜡200g，猪油25g。

【制法】先将芝麻油煮1~2小时，其标准为将油一滴滴落水中时，油立即凝结成珠。然后将灶火调至极微，放入经过切细的当归、金刚藤，轻轻搅拌，当归颜色接近焦黄时（其程度须凭经验，无法用文字准确表达），迅速用滤网将当归、金刚藤自油中捞出后，放入紫草，稍见焦黄立即捞出。再加入猪油、蜂蜡，待其完全溶解则停火。停火后用纱布滤过于容器中。翌日，冷却至适宜的膏状，即可使用。

仅做米粒灸的话，其实对于紫金膏的消耗量也非常低，如觉麻烦，可用凡士林或紫草药膏替代。

【获取方法】一是购买凡士林或其他烫伤膏替代，二是自己制作，三是花钱找人帮忙制作。

脉冲打火机，简称脉冲器，就是利用脉冲原理产生连续性瞬间电火花，从而点燃燃气具火焰的电子产品。因为是电弧点火，火力范围小，不容易烫伤，如觉此物偏贵，可用线香来点艾炷。其实网络平台一支脉冲打火机仅卖二十多元钱，比线香用着方便很多。

【获取方法】购买。

其他材料可买可不买。

假如你有紫金膏，那么在选好的穴位上直接涂上膏药，就相当于标记穴位了，也就用上不了龙胆紫笔了。

我在家做自灸时，因为基本不起疱，也就用不着棉签，多是用纸巾轻轻一擦了事。

小镊子于初学者，还是有必要买一支，因为控制不好火候，太烫时可以将烧了一半的艾炷夹走。而熟练者，基本可以做到有热力钻穴又不至于太烫，直接让艾炷烧完了事，也就用不上镊子来夹了，要真是太烫了，对于老手来说，直接就用手指摁灭就是了，也用不上镊子。

如何使艾炷粘在皮肤上不掉

入行头十年，除了大蒜汁，我不知道还有什么其他方法能将艾炷固定到穴位上，也正是这个原因（除疼痛外的一个因素），我一直没有深入研究直接灸。

通过查阅文献，最早在宋·闻人耆年《备急灸法》中查到："难安时微用津唾占（同'蘸'）粘之。"意思是艾炷不能粘在皮肤上时，涂点口水，增加黏附性。再往后，《针灸大成》也好，《医宗金鉴》也好，《神灸经纶》也罢，都没有找到黏附剂的相关资料，连承淡安的作品也未查到。民国时期曾天治的《科学针灸治疗学》里有用蒜汁，后来又在程莘农的《中国针灸学》中找到用凡士林、甘油、水、医用酒精等作为黏附剂。但这些医家并不看重黏附剂的作用，仅作为可有可无的辅助用品。

尽管后来我用过凡士林，但由于惧痛，也没有继续下去。

直到2015年，我一方面为了治疗一些皮肤病，一方面长期做温针为了防止落灰烫伤患者，就做了一款紫金膏。

用了几年后，突然醒悟过来，既然这个膏是防烫伤的，为什么要在烫了之后涂，为什么不在事前涂？

我就将紫金膏涂在左合谷上，将艾炷放上去，发现竟然稳稳地粘了上去，这不比大蒜汁好？

学习艾灸这么多年，从来都是用火的力量来治疗疾病，要的就是烫伤的反应，我这样先防烫伤，究竟行不行得通？会不会抵消了烧伤反应？

不管怎么说，我也是为适应现代人的生活节奏而做出的尝试，于是我开始在直接灸中重视黏附剂的应用。几年观察下来发现，这样做并不影响直接灸的疗效，操作得精细一点，甚至可以做到完全不起疱。

应用后发现也不用再拘于艾炷的形状与大小，皆可以牢牢粘于穴位之上，而且紫金膏对烫伤也有一定的止痛效果。

紫金膏原方为明代外科名医陈实功所拟的润肌膏。

润肌膏治秃疮干枯，白斑作痒发脱。用麻油四两、当归五钱、紫草一钱，同熬药枯滤清，将油再熬，加黄蜡五钱化尽，倾入碗内，顿冷，搽擦自愈。

在原方的基础上我加了点猪油和金刚藤，就厚脸皮给改名叫紫金膏。

至于为何加金刚藤呢？在我读高中时，有一天，我看到我叔公的柜子底下有一个玻璃酒瓶，里面装着一些液体，他说这个可以治烫伤。因为他是五保户，常自己做饭，喜欢煎鱼吃，不可避免被油星溅到。我问他里面是什么，他说是石灰水、马甲子根（马甲子是土话，其实为金刚藤根）。我也不知道谁教他的，但我当时就真给记下来了。后来我读大学后，才知道这些东西真能治烫伤，再做润肌膏，就将金刚藤加上。

读者可照前文介绍尝试制作，有两点要注意，制作时油烟大，熬制时一定要注意防火。另外就是一定要用天然的蜂蜡，不能用工业石蜡，否则功效打折扣不说，可能还坏事。

此膏毫无疑问是可以作为黏附剂使用的。

每个医生都有自己的用药习惯，我除了做自己惯用的紫金膏防烫之外，还为了针对各种皮肤问题，制作了一款以虎杖、重楼、稻米油、蜂蜡为主含二十一味药的解毒力更强的虎楼膏，发现作为黏附剂也不错。

范医生是怎么灸的

范氏米粒灸是一种不发灸疮不结痂的灸法，我会先在穴位处涂上一层薄薄的紫金膏，然后在穴位上放置粟米大或半粒粟米大艾炷，直接点燃，等艾炷燃尽后，不清除艾灰，仍在原位再放置一艾炷点燃，如此重复，如中途发现紫金膏被蹭光，不能再黏附艾炷，则用纸巾将穴位上的残余紫金膏及艾灰轻轻拭净，于原位涂上紫金膏，再行施灸，直至灸完想灸的壮数，才算结束本穴治疗。

结束一穴治疗后，才进行下一穴的治疗，如此重复，直至将所有预定将要施灸的穴位都灸完，才算真正结束一次完整的灸疗。

我有几个操作细节，需要另行说明。

一、薄小灸

薄是指黏附剂（紫金膏）涂得非常薄，但又要保持可以粘住艾炷。

小是指艾炷搓至粟米大或半粒粟米大，这是非常小号的艾炷。

开穴时，我常以这么小的艾炷来灸，只要黏附剂够薄，这个小艾炷必定会如热针一样"刺"入穴位。开穴我一般只灸一壮。维持精力的养生灸，我也是每次只灸一壮，都是用小艾炷。

二、定点灸

薄小灸开穴之后，一般在局部会留下一个红色的小印子，大多时候不起水疱，那么次日再灸，就不用找穴了，直接在小印子上继续施灸，仍然只灸一小壮，三四日之后此小印子会直接变成硬痂。若是起疱，就不再施灸，休息两天，再用消毒过的针，把水疱戳破，将水挤出来，但水疱表皮不能弄掉，这个皮有保护作用，通常水挤掉后又会再有，再有水就再戳破挤掉，总之不能有水，那这个皮很快会变硬，一般一两天变成了芝麻大的小硬痂，只要结痂了，多半就不会变成灸疮。

这时，就可以认准硬痂，只在痂上施灸，有了痂的间隔作用，此时再灸，就不会觉得痛，只觉得热，便于坚持长期施灸。这个痂在日复一日的施灸之下，会存在时间比较长，而且在平时洗澡时要注意保护这个痂，轻易不要搓掉，我将这个行为称之为"养痂"。一般一个痂，可以养上半个月到个把月才会掉。

三、知热灸 [1]

这常用于初次受灸的患者，将艾炷点燃后，患者觉得热时即用手指压灭，后来发现用压灭的方式，其痛感要比艾炷自然烧尽更加剧烈，就改为将艾炷点燃后，患者觉得热时，用小镊子将燃烧了一半的艾炷夹走。此法优点是患者易于接受便于坚持，缺点是灸量不足。

四、厚大灸

此法适用于新手灸师使用。与薄小灸相反，此法厚涂黏附剂（紫金膏），将艾炷搓至灿米大或粳米大，虽将火力变大，但因厚涂了黏附剂，这层阻隔会令热传导变差，又变相地成了知热灸。此法优点是不起疮，缺点就是热传导不好掌握，刚开始一两壮可能根本感觉不到热，得第三四五壮，才觉热力入穴。厚大法，艾炷容易黏附，也有助于初学者建立信心，不过艾炷要是在紫金膏上停留时间过长，会吸收膏中的油，到时再点火的话，艾炷燃至含油层，会自行熄灭。

五、逐炷灸、齐下火、连发灸

逐炷灸，即挨个穴位，一壮燃完再重新放艾炷点下一壮，逐个逐个地烧艾炷，这是我最常用的手法，偏于平和，患者易于接受。

1　注：知热灸，为葛洪之灸法，如《葛仙翁肘后备急方·卷之三》中所言："衔奏灸口吻口横纹间，觉火热便去艾，即愈。勿尽艾，尽艾则太过。"治面瘫时，可在口角横纹间（约地仓穴）施灸，觉得热时即把艾炷拿走，不要让艾烧完，烧完就太过了。

齐下火，即数个穴位一同点火，需要两个人操作，两穴或四穴，同时点火，对于大寒证，尤其是腰背部或膝关节有冰凉感的患者，驱寒的效果非常好。

连发灸，即在一个穴位上，将三到五个艾炷，排成一排，依次点上，一炷未燃完即马上点下一炷，其火力类似连发枪，一发接一发地将火力送入经脉；或在同一条经脉上挨着的数个穴位，都放上艾炷，也依次快速点上。连发灸的火力也非常猛，穿透力更强，很容易出现循经的灸感。但勿追求灸感，灸感与疗效并无必然联系。

六、及时调整艾炷大小

在自灸时，应及时调整艾炷大小，初灸时用粟米大艾炷，在结痂的过程中，应该及时将艾炷调大，新痂可用黍米大，厚痂用灿米大，如不够热时，则调至粳米大。等痂脱落后，在露出的新肉嫩肉上，又应转为粟米大或半粒粟米大艾炷开穴，如此循环。

七、热痛时轻挠灸点旁皮肤

施灸时难免有火力造成的热痛感，有些人痛觉敏感，不免大叫，可轻轻挠刮灸点旁的皮肤，以分散患者的注意力，也可减轻痛苦。

八、刮后灸

笔者常先针刺穴位，得气后出针，再于针孔上施灸，发现效力更强，不过由于本书主讲灸法，故不提针刺，可改用小刮痧板在穴位上进行轻柔刮痧（不要求出痧），开穴前轻刮十余下，再行施灸，可增强效力。

以上只是列举大概，并非施灸的全部细节，真正的细节，是要靠平时在实践中积累，其目的是为了锻炼"火候"。而范医生的做法也并非标准，每个医生在长期实践中，都会形成自己的风格，故不可以教条，只要将患者灸舒服了，怎样都行。

《采艾编》一书将灸师称之为"掌火者"，掌火就必须懂得火候，火候这事只能意会难以言传，大概就是灸得刚刚好，既不痛苦也没有副作用，患者灸完全身暖洋洋，有说不出的舒适，这就是火候。

黏附剂的厚薄与艾炷的大小及穴位的排布，要不停地根据患者感受来调整，直至将患者灸到身心放松。

灸疮怎么处理

范氏米粒灸，以不起疱、不出灸疮为特点，所以临床上从来没有面临重灸之后大面积的灸疮。

但有患者，学得浮皮潦草，不注重细节，亦不听医嘱，回家就盲目施灸，而新手施灸，很容易灸伤。若局部通红作痛，可立即涂抹姜汁，姜汁可止痛，防止起水疱。

没有经过专业培训，笔者不建议在家自灸。这一年来，我见到不少患者在家自灸时，贪心图快，自行加粗艾炷、加灸壮数，导致灸疮发生，不过好在面积都不大，只要停止施灸，保持疮面的干燥即可自愈，也无须涂药。但总有不注意保护的，导致灸疮化脓。

正常下灸疮化脓，多属于无菌性的，不必过于紧张，一般只要停灸三天，疮面即会干燥成痂，等痂自然落脱后，休养两三月再灸。若痂中有脓水，需将脓水排出。

灸疮不愈合，要分情况，是气血不足导致疮面不愈合，还是继发感染导致不愈合？

不管怎样，要先保持疮面干燥，并停止施灸。

若是继发感染出现灸疮红肿热痛，多为热毒，可买些消炎膏外涂，并煎服五味消毒饮或口服银翘解毒片、广东凉茶颗粒。

若是疮口分泌稀水，色泽淡白，多半是气血不足，可口服人参养荣丸、归脾丸，或煎服八珍汤、龟鹿二仙胶。

等疮口愈合之后，此穴不再施灸，先休养三个月以上，若想再灸，则找医生安排。

有些瘢痕体质患者，疮口愈合之后，常会形成大瘢痕，难以消除，故瘢痕体质患者，不可施灸。

若是灸后出现小瘢痕，可用毫火针在瘢痕上点刺两三下，隔一周再点一次，连续四五次，瘢痕可慢慢缩小平复。

经过长期实践观察，不起疱不发疱一样能达到治疗目的，所以"化脓灸"也并非首要的选择，我们不追求灸疮。

米粒灸的作用

通过考证，米粒灸是我国自古以来就有的一种灸法。

那米粒灸究竟有什么作用呢？

我们先用自己的感观去体验它，当米粒灸烧灼皮肤的时候，产生的是一种灼热的感觉，所以它一定是有温的作用。

其次，它有一个烧伤反应，严重点还会发疱，甚至长出灸疮，烧个孔洞，还有一种循着经络的线状的热感凉感上下蔓延，那么米粒灸就具有一个通的作用。我们感觉到烧开一个口子了，就有一种开穴的感觉。

因此，它最基本的作用是温和通，即常说的温通。

在温通的基础上，我们再来研究它的一些衍生功效。

一、透邪外出

我们先讲第一个："开穴"。所谓开穴，就是在一个穴位上烧灼之后，这个穴位的功效被激发出来了。所有的穴位都可以作为邪气往外散出的一个孔道，无论身体上有寒邪、热邪、湿邪，都可以通过穴位透出去。

故穴位经过施灸开穴之后，就具有引邪外出的一个功效，这就注定米粒灸法是特别适合寒湿热错杂证的一种治法。

如果身体有足够的正气，并能将邪气托出的情况下，这时恰巧用米粒灸开了穴，那邪气就会顺着这个穴孔被托出去。

如果一个人局部有热邪，通过灸局部，导热外出，身体局部就可能产生凉感。

比如说笔者，鼻翼旁边长一些痘痘，这很明显是阳明经局部热证，我在合谷穴上灸一壮后，整个虎口就像抹了清凉油一样，清清凉凉的，非常舒服。

有一阵子我晚上入睡困难，不仅觉得很烦躁还觉得热，我让助手给我灸了神道穴，此穴为心俞所夹，它能够将心里的热气透出来，果不其然，灸后，我就觉得整个背心是凉的，而且整个胸部也开始变凉了，胸闷的感觉马上就消散了，情绪都变得开朗，当天睡眠就得到了改善。

不少女士后背怕冷，尤其大椎穴和风门穴，这个时候我常在这两个穴位施灸，灸后患者会觉得身上先是有股凉气冒出来，因为里面攒了很多寒邪，这个邪气冒的时候可能一瞬间就冒完了，接着就嗞一下，又有热感开始出现。正气托着寒邪外出之后，局部就为正气所护，正气有温煦作用，更多温暖的正气就会托着更多寒气往外散，散完之后背部自然就有热感了。

还有一些"老寒腿"患者，膝关节凉，可以围着髌骨一圈找五六个点，全部灸个两三壮，坚持十天半个月，关节里的寒邪往外散完之后，患者的膝关节就转暖了，不用护膝，也不痛了。

还有烂脚丫或烂手指的湿疹患者，我就在脚趾缝、手指缝上的八风八邪上施灸，灸完之后，先冒一阵子水，因为湿气往外透，透几天，透完之后，脚趾或手指就干燥了。

有一些下肢浮肿的患者，灸了阴陵泉、三阴交、绝骨之后，穴位不停地渗水，其实是湿气往外达。如果你身体有足够的正气，能够托邪气出来的时候，这个湿邪是一直一直往外冒，直到它冒完为止，冒完就消肿了。

以上是我们最常见的几种状态，就是开穴之后，体内的邪气均可散出，无论寒邪、热邪、湿邪，只要在人体正气足够情况下，都可以将这些邪气托出去。

二、散寒通络

毫无疑问，我们最常见到的米粒灸的作用就是散寒通络。除此之外，米粒灸还有活血的功能。

活血：在通的基础上，米粒灸确实有明显的活血作用。我是经常带小孩子的，玩耍时难免磕磕碰碰，特别是胫骨面这一块，撞了容易出现瘀青，可以在瘀青处灸一壮，它的瘀血就比不灸时散得更快。还有一种术后伤口作痛的情况（术后常见有瘀血病机），比如我有一些患者，手术做完了，创口旁边一两年都有牵扯痛，在局部灸了几次之后，就不再作痛了，这就是很明显的活血功效，但这也是基于通的基础而活血。

散寒通络这个作用是基于温通的基础而产生的。我们碰到很多受凉的患者，比如说肩关节疼痛，或者头部受风受寒作痛，或者下雨天脚不舒服、发凉，在局部灸一下，寒气都可以很快散掉。

三、透热泄毒

透热泄毒也是基于温通的基础，但通常很难理解，明明是温通的作用，为什么可以透热泄毒？

是的，没错，米粒灸有温通的作用，但温通后就相当于开了一扇门，人体的正气可以通过这扇门，将经穴里面的毒邪托出去。需要注意的是，这是在机体正气足够的情况下，具有托毒能力的时候，才会具有的作用。像发背（背上的蜂窝织炎）、乳痈、鱼口疮等外科化脓性的炎症，都可以用灸法，这还是灸法最擅长的一类病种。

我们讲骑竹马灸，就是在骑竹马穴（筋缩穴旁开一寸左右）上施灸，灸这个地方，可以治疗脓疮。开完穴之后，热毒可以透出来。

比如之前我的左风池上长了一个挺大的丘疹，我就直接在脓头上，做一个小小的米粒灸，灸完它就破了，破了就流脓，脓流掉了结痂，很快伤口就好了，比平时自愈快了两三天。还有一些女士的阴疮（外阴旁边长个脓包，类似于西医的外阴溃疡、前庭大腺脓肿），也可以直接在脓头上灸。这个机理就是给机体的热毒开个口子，把毒气泄出来。

明代的《彭注痈疽神妙灸经》是灸治痈疽专书，整本书都在论述用灸法治疗化脓性的体表的热毒。

历代医书，甚至不少现代针灸教材都把热证列为禁灸之列，连我一开始也对"热证用灸"犯嘀咕，岭南本来就很热，再用灸法到底行不行？

后来看到岭南的灸法古籍——《采艾编》，所述热证用灸的病种多达50余种，这才打破思想上的禁锢。

在后文，我会介绍一些医案。比如麦粒肿、尿道炎（热淋）、阴道炎（带下）、流鼻血（鼻衄）、肛裂出血，这些明显的热证，用米粒灸效果都很好，甚至像阴虚内热之肺结核也是灸法适宜的病种之一。

不过热证用灸，一定要在辨证的基础上使用，得知道哪里（病位）热，得知道在哪施灸才能透相应部位的热，盲目施灸可不行，和用药一样，有些热证也可以用热药，只要你会热因热用，懂得火郁发之，就可以用。

透毒法，普通人最常用于蚊子叮咬，在蚊子叮咬后起的包上灸一两壮，即可止痒，消肿极快。

四、补阳

米粒灸能扶正气，也就是阳气。

艾炷燃烧能产热，开穴后热量进到机体，其实就相当于补益阳气。阳气有一个最重要的作用，就是能温煦机体，推动血液与津液的产生和运行。

补益作用能够提升相应经络的功能，以及经络所通达的脏腑的功能。比如灸足三里可以补益整条足阳明胃经，再通过经络的调控，增强胃腑的受纳腐食功能。最终患者的胃口开了，吃得多了，营养的吸收就增加了，气血也就增加了，这就是很明显的一个补益作用。

比如灸神阙（肚脐）、关元、气海、肾俞等，就能够温肾阳。全身怕冷的阳气不足的人，灸命门、肾俞、关元等这些分布在肾脏附近的穴位，很快全身就会转暖，抗寒能力得到增加，原来的小便清长、夜尿频多、腰痛等症状就能得到改善。

五、养阴血

滋阴养血是米粒灸的一个间接作用。

怎么滋阴呢？它是通过增强脏腑运化水谷饮食的功能，从饮食中得到更多的阴液，来达到滋阴的目的。

比如说我们灸关元穴、灸足三里，通过灸这些穴位之后，唤醒了脏腑运化水谷饮食的功能，尤其是中脘、足三里和脾经上的穴位，脾胃功能好了之后，气血转化率会增高，水谷转为更多的气血、津、液、精。若想生血，就灸脾相关穴位（脾俞、血海、三阴交等）；若想调水，就灸肾脏相关穴位（照海、太溪、复溜等）；若想通调水道，就灸肺脏及三焦相关的穴位（肺俞、尺泽、支沟等），这样就会将滋阴养血这个作用体现得淋漓尽致。

六、缓解疲乏

缓解疲乏不是指具体治某病，而是米粒灸的一种综合体现，提升机体的精力。

笔者在想，为什么这个灸法能够让人觉得精力提升？

这是因为在米粒灸后经络脏腑的空间结构得到改善，从而带来一系列的气血变化。

按理说我们的经络本来就是通畅的，气血一直在十二条经络中运行，它不可能堵死，如果堵死的话，人就死了。只能是说随着人体的衰老，经络变窄了，气血的流量变少了，就像水管一样，不是完全堵死，只是年头用久了，水管里面水垢变多，让内部空间变窄，流量变小了，随之就是气血供养脏腑比例减少，脏腑会萎缩，其功能就不活跃了，人自然就会觉得精力不足，根本原因还是气血储存少了。

打个比方，手机用久了以后，电池掉电变得很快，因为电池老化了，储能下降了，原来充一次电可以用一天半，现在只用半天就没电了，所以人活到一定岁数之后，"掉电"也很快，容易疲劳就是因为气血掉得快，常到中午就累得头昏脑涨啥也不想干，晚上更别提了，想直接在沙发上一躺，对不对？

按理说，我们人活得年头越长，脏腑的功能是越来越下降的，甚至脏腑在缺少气血供养的情况下会萎缩（如脑、肾、乳房、子宫、卵巢）。手机电池老化，换块电池就可以了，但人的经络不能换啊，好在我们人体有一定的再生能力可以修复经络。通过米粒灸之后，恢复"电池"的容量，清除经络里的"水垢"并将经络拓宽，令其所容纳的气血变多，提升经络的气血流量，也提升脏腑的气血供养，恢复脏腑功能，精力就提上来了。

人在少年时，吃三碗饭，那三碗饭很快就给消化掉了，精力旺盛，不用睡觉，血气方刚，冬天去打篮球头顶上都能冒热气。但是你看一个三四十岁的成年人，他有这样的精力吗？三碗饭他还吃得下去吗？他吃一碗饭就撑了，他的胃功能已经下降了，代谢能力已经下降了。脾胃运化能力下降，意味着整体的脏腑功能都会跟着下降，但是通过米粒灸可以改善。

比如灸胃经和任督二脉，脉变"宽"了，人体所容纳的气血就变多了，机体对食物的利用率就更高，同样吃一碗饭，化生气血更多，所以精力会得到提升。

【附】拓宽脉道的猜想

为什么灸这个穴位，就拓宽了整条经络的脉道呢？

我打个比方：有一天我们小区楼栋有一户人家在烧艾条，可能烟有点大，楼上的人闻到了这个烟味，以为着火了，打电话报警，来了七辆消防车，结果发现是虚惊一场。问题来了，这七辆消防车，只有四辆开进了小区，另外三辆由于消防通道被占，被迫停在了小区外面，于是小区物业得到了消防整改的警告，物业将违停违占的车全给清出来了，并重新划定了禁停区，令整个小区的交通变得很通畅了。

因此，我就在想，这灸过的穴位，它不就像个火灾现场？你想救援就先要把路给弄通，塌方的道路，就会被挖掉挖干净，有些路太窄车过不去的，甚至要扩道修整，灾区物资匮乏还要想办法筹集物资运送过去，路上要是发现犯罪分子还得顺便收监。

烧伤反应，肯定会激活免疫反应，并产生吞噬坏死的细胞及炎性物质，补充营养物质修复损伤部位。故灸了一个地方，就能唤醒全身的救援力量，在救援力量到达烧伤穴位的过程中，就顺手把一些痰湿瘀血等病理产物给清理掉，就像救灾一样，就把脉道给清理拓宽了。

【附】补先天

经观察，米粒灸滋补先天的作用比较强，有时比服药还快。

比如说有一些孩子长期尿床，服过不少补肾健脾药，仍反复发作，改用米粒灸，效果非常稳固。

比如说一些卵泡发育不良、少精弱精的患者，灸补肾穴后，发现卵泡每月能正常排了，精子活力提升了。还有一些睾丸发育不好、偏小、还往腹股沟回缩的患者，通过米粒灸之后，睾丸能够降回阴囊。

比如一些发育迟缓、身高体重增长很慢跟不上平均速度的孩子，通过米粒灸之后，身高、体重都增长了，这都是滋补先天。有一13岁男孩，患成骨不全症，属先天不足，睾丸、阴茎发育比同龄人慢，前两年就开始找我看病，一直在服补肾药，骨折频率明显减少，但生殖器官发育无进展。2023年3月开始灸大椎、命门、中脘、关元、足三里（各5壮，隔日一次），仅一个月其生殖器官即有明显发育。

怎么理解这个滋补先天，为什么它效果会这么好呢？

人的先天在哪？在娘胎里。

未完全成人形的胎儿，泡在娘胎的羊水里，通过脐带吸收妈妈的养分来获取先天的物质，促使脏腑经络形体官窍慢慢发育完全，一朝娩出，剪断脐带，就得靠后天的滋养。

没有了脐带，神阙（肚脐）就等于是封穴了，就等于失去了先天的滋养，也就是说人体从自身以外通过神阙进补滋养先天的这个通道被切断了。

神阙位于任脉（一源三歧），任脉可沟通先天深处生命之根，故神阙通任脉而入先天。

一源三歧，指督脉、任脉、冲脉皆起于胞中，同出于会阴，然后分三条经脉循行。胞中是人体生命之根。胞中者，包含丹田、下焦、肝、胆、肾、膀胱，为精气所聚之处，属脏腑"三才"之地部，但人体之精、气、血、阴、阳亦实乃一源。

既然出生了，被剪断脐带了，还能怎样去滋养先天？

米粒灸定穴可以在任脉、督脉（可通先天的经脉）上，或在靠近胞中的地方，或靠近肚脐的地方，如关元、气海，通过灸法不停地将热量补益进去，这就相当于模拟胎儿在子宫中通过脐带（神阙）吸收先天气血。你要问为什么不直接在神阙上灸，也不是不可以，但历来神阙是禁止直接灸的，可以换成隔盐灸。

拓宽任脉和督脉，有助于滋补先天，但是先天也需要后天的气血滋养，所以不能只灸任脉、督脉，这时候我们灸脾俞、胃俞、中脘、足三里，用来增强脾胃的功能，将水谷饮食的气血转化率提升，先天后天同补才行。

只要先天后天同时得到滋养，那么整个机体的脏腑功能都能提升，人就会越来越健康，自我修复能力也进一步得到增强，哪怕生病了，很快就能得到修复。所以，灸法在延缓衰老、延年益寿上也会起到一定的作用。

灸会不会让人上火

什么是上火？

人体内最关键的、有流通性的生命物质就是气、血、津、液、精五种，不能停滞，一旦停滞，则会生病。一切令气停滞的状态，都可以称为郁，郁乃是气的无形的聚集，因气有温煦作用，有热量，所以郁聚的气，可以生热，热极又生火。气郁聚的范围越广，邪热就越多。郁火之处，常会出现局部的红肿热痛甚至迫血妄行，俗称"上火"。此类"上火"，偏实证。一般表现为痤疮、咽痛、眼热眼眵多、麦粒肿、霰粒肿、中耳炎、耳鸣、流鼻血、口腔溃疡、牙龈肿痛、扁桃体发炎、口干口苦、失眠、皮肤瘙痒、白带阴痒、便秘、肛裂、尿热尿痛、崩漏等一派火象。

本节所论上火，最常见于经络局部的拥堵而致上火。

本来不火的人，为什么米粒灸后会出现这种上火的表现呢？

热量通过穴位进入经络的时候，一旦经络狭窄，就容易引发拥堵，气为之聚，因气有温煦作用，故气越聚则越热，局部红肿热痛则为上火。

像我们的马路一样，本来三车道的路往前走变成两车道，那肯定就会拥堵塞车，对吧？

如果经络没有拥堵呢？那就不会上火，热量会贯通于全身经络，经代谢之后通过气道、皮毛、大肠、膀胱、生殖器等排出体外，有进有出，哪来的上火？

因此上火的根本原因是经络狭窄造成拥堵，从而继发了一系列的症状。

知道了上火的原因，我们就要去想怎么解决这个问题。

　　第一，将脉道拓宽，令热量能够顺利通过脉道直达病所，并提升脏腑功能。

　　拓宽脉道时每次每穴可能需要灸三壮、五壮、七壮。

　　一开始也许热量会在狭窄处拥堵，会引发本条经脉循行部位及相应脏腑的上火症状。

　　比如灸足三里，若胃经是拥堵的，就会表现为失眠、牙龈肿痛、口腔溃疡；内眼角出眼屎，鼻子也会堵，或者流鼻血；脸上会长痘痘；还会有一些白带的变化或阴囊的潮湿；大肠与胃同为阳明经而相通，会出现便秘、便干、痔疮；有的人还会表现得胃口极其旺盛，吃完即饿。

　　很多人一开始灸足三里，一灸就上火，原因就在这里，足阳明胃经有拥堵的地方。

　　以胃经为例，要想不上火，就要灸"通"足阳明胃经，我们如何看待这一过程？

　　头一两天灸的时候，进去的热量会冲击狭窄的脉道，慢慢就将脉道拓宽，直到能容纳热量顺利通过整个经脉，提升胃腑的功能。

　　拓宽脉道头几天甚至头一两个月都很痛苦，天天上火，进去的火力全反弹上来，不停地出现口腔溃疡、口干、心烦、易怒、入睡困难、大便干燥等症状，笔者就承受过这样的过程。过去9个月了，我再灸就没有上火的症状，灸完之后，原来上火的口腔溃疡马上就收口。为什么？它提升了我胃腑的功能，提升了我的受纳能力，因为足阳明胃经与足太阴脾经相表里，灸足三里能改善脾胃功能，提升了身体的整个运化功能，一吃东西我都能消化，我能消化它就不会有积食，不会长口腔溃疡，也不会有口臭。

　　另外，灸时要注意不要分散火力，不要灸太多个穴位，就盯着一两个穴位来灸——假如要先通胃经，你就只在胃经上灸，不要又灸胃经又灸肝经又灸脾经，这样太杂了。本身是需要调动正气来冲击一条脉道，灸太杂，就把身上的正气给分散了。毕竟用米粒灸进入的是热量，力量比较微弱，还要调用正气一起拓宽这个脉道，所以不能轻易分散身上的正气，而要集中火力去拓宽这个脉道，逐条脉道地拓宽。

第二，减小火力，水滴石穿。

我们仍然是盯着一两个穴位、一两条经脉来做，在一条经脉上的不同穴位，可以交替来灸。但是我们要减小火力，小的热量，可以直接通过狭窄的脉道，就像自行车遇到堵车，仍然能够通行一样。

故不想上火，可选独灸一穴只灸一壮，用水滴石穿的毅力，来打通这个经脉。今天一滴水，明天一滴水，王道功夫慢慢灸，只要持之以恒，这个经脉就能通畅，从而提升机体容纳气血的能力。小炷艾火灸进去了，基本不上火，甚至能治疗一些上火症状，人是很舒服的，主要是针对一些亚健康的状态。

通过笔者的临床实践，发现热证可以用灸，并且笔者认为绝大多数患者因经络拥堵而出现的热证可灸。但是这个火候实在难以掌握。

如果你是生手，辨证水平、施灸水平均不够高的情况下，我建议不要去弄。

如遇高热、昏迷、四肢抽搐者，或极度衰竭、形销骨立，呈现恶病质之垂危之候者，均不宜施灸。

但像普通的局部的热证，我们是可以操作的，稍举几个例子。

比如流鼻血，就很好灸治，我常灸上星穴、囟会穴、合谷穴。囟会穴有"血见愁"之称，是说离经之血见到囟会穴就会发愁的意思，血不能再离经，不能离家出走了，得回归到正常位置。

口腔溃疡，可灸劳宫穴，不过劳宫的位置比较特殊，在手掌，手掌上有很多掌纹。鉴于民俗的原因，很多人相信掌纹会影响命运，所以一般不在掌上施灸，但可用悬灸来替代。我则改用中脘、足三里来治口腔溃疡（可以明确地跟大家说，笔者在自己掌上灸过，起过一个小粒的水疱，后来又涂厚紫金膏，则不再起疱，还能起效）。

唇炎（唇风）、唇干裂，灸中脘。中脘去火功效特别好，为什么？中脘直接作用于中焦，直接就把中焦的运化功能打开了，本来要积的食也好、要化的热也好，只要灸通中脘，它全都给你化掉，直接通过脾升胃降的气机运动将郁积的热散掉了，没有东西拥堵在中焦的话，它又哪来的火气？

肛裂、痔疮，常灸命门以及命门旁开的夹脊穴或长强、承山，灸长强时，有时也会在突出的痔疮上用极小艾炷施灸，但紫金膏要打厚（紫金膏本身可治痔疮），一定要保证在不起疱不结痂的情况下去灸痔核，由老手来灸。

大便干结，常灸支沟、天枢、照海，笔者经常阴虚便秘，有时吃养阴药都不好使，但是一灸这三个穴位，就能通便。

疔疮、痈疽，可以灸身柱、手三里、曲池，以及疔疮痈疽所在经脉的相关穴位，它有透热的作用。

【附】阴虚火旺

阴精（津液血精）的主要功能是滋养各脏器功能、制约阳气，以免阳气外泄，若阴分亏损，无法制约阳气，会出现阳气偏盛的虚热状态，即火旺。临床上主要表现为形体消瘦、潮热盗汗、五心烦热、口燥咽干、腰腿酸痛、头晕耳鸣、失眠多梦、遗精早泄等，妇女可出现月经稀少，甚至闭经或经期延长等表现。此类上火，亦适用于米粒灸。其原理，一是拓宽脉道，容纳更多的阴液来平衡过盛的气，二是提升脏腑功能。常灸大椎、膏肓、膈俞、胰俞、关元、太溪。一定要注意的是，阴虚施灸常要配合养阴清热药物，才能更好地防治虚火。

【附】制性存用

笔者在学校读《中药学》时学到一个词，叫制性存用。大意就是这个药里面有一个我想要的功效，但是它又有一些副作用我不想要，我就把我不想要的那个副作用给压制，只留存我想要的作用，这就是制性存用。就好像我想要孙悟空高强的法力护身，又不想要孙悟空的顽劣，于是就有了一个紧箍咒，一念它就乖乖听话了，这就是制性存用。

比如说黄芪，笔者一开始是不懂怎么使用的，后在2005年阅读张锡纯的《医学衷中参西录》时，我发现他常把热药与凉药搭在一起用，比如黄芪跟知母或白芍搭在一起。我猜他是只想要黄芪补气提升精力，但是黄芪用量大了容易上火，比如口干口苦、头胀头痛，或者长口腔溃疡，或者流鼻血之类的。他为了把这个虚火压下去（或抵消掉），就加了个知母进去，那些上火的症状也没有了，这叫制性存用，对不对？

总之就是把那个不需要的药性给制约掉，留存我想要的功效来使用，就叫制性存用。

在这个指导思想下，我们怎么运用米粒灸能取效又不产生副作用？

我们把灸疗当作一味温通药，也用药物来反佐它，这叫反佐之法。

反佐之法有很多种，我常用服药法和针刺法。

下面根据不同的上火症状，我会给出不同的应对方法。

服药法

灸后若出现发热、口干、口苦、长痘痘、喉咙痛、眼睛发热、流鼻血、口腔溃疡、牙龈肿痛、胸闷等这些症状，可以吃小柴胡颗粒加保和颗粒、银翘片、复方板蓝根颗粒、广东凉茶颗粒、抗病毒口服液、山地岗感冒颗粒等。

以口干为主，可以吃个梨或西瓜，喝一杯金银花露（中成药店有售），中成药一般可用玄麦甘桔颗粒或口炎清颗粒。

以大便干燥为主，我们可以用玄参30g，麦冬30g，生地黄30g，决明子10g，莱菔子10g煮水饮用，有滋阴降火、润肠通便作用。

若肛裂出血，可服用腹可安片或葛根芩连片或槐角丸，也可在肛门擦紫金膏。

若尿热尿痛，可服用复方石韦胶囊或尿感宁颗粒，或者买点白茅根或车前草或小蓟煮水喝，就可以解决了。

若不小心在月经期间灸后突然血量特别多，一定要停灸，同时吃点凉血的药，比如槐角丸。

若皮肤瘙痒的话，也可以吃荨麻疹丸或槐角丸或栀子豉汤。

这些就是我常用的反佐之法。

针刺法

可在相应的经脉的井穴上放血。如咳黄痰，在少商放血；尿热痛，在少泽、至阴放血；胸闷、心慌、口苦，在关冲、中冲、足窍阴、大敦放血。

不想放血，也可以改贴撖针。全身一切热证，都可以针刺曲池、委中、足三里、三阴交，每针酸胀，再留针半小时，即可泄热。

其他方法

可以在项背、肘窝、腘窝处刮痧，也可以在背部拔罐。

我们在了解了为什么上火、怎么解决上火及反佐之法之后，就要更加注意安全施灸。全身壮热、大热大渴、脉洪大、全身多脏器出血的患者，这种专业医师都不一定能拿得准的，我们更不要去盲目施灸。

晕灸怎么处理（附案例）

晕灸，多由初次施灸、体弱、疲劳、恐惧、空腹、灸炷过大、刺激过重等因素所致。症见突然头昏、眼花、恶心欲吐、面色苍白、心慌汗出、肢冷脉细，甚则晕仆等。凡遇这种情况，医者应立即停灸，将患者去枕平卧，急灸内关、足三里各 3 ～ 5 壮，便可急救，一般是无危险的。但于施灸之前应注意灸疗的禁忌，做好预防工作。同时，在施灸中应密切观察患者的神态，一经发现晕灸的先兆，争取及早处理。总之，施灸受灸，都要循序渐进，不得过于孟浪。

以下为处理晕灸的案例示范。

2022 年夏天，一位女学生解溪处患腱鞘囊肿，所灸之处即以足阳明胃经之解溪穴为主，加申脉、照海、丘墟、商丘，共五穴。在练习做米粒灸时，由同学施灸，因灸量过大（数穴齐下火点灸），导致剧痛引起晕灸，当下即不省人事。由同学施救，先让患者平躺，悬灸足三里，红外灯照射关元、涌泉、百会，指掐人中、内关，揉按合谷，待患者症状安稳下来，口服温糖水一杯，约半小时后患者清醒如初。经灸后，囊肿明显缩小。但晕灸之后的次日，出现咽痛并发热。

这有几方面原因：一是正气虚（本就体弱）出现晕灸；二是正虚之时，邪易凑。此邪一是过量的灸热；二是深圳当时有高温暑邪；三是所治之经为胃经，热邪直入足阳明胃经；四是解溪之囊肿为水饮，水饮经灸治后，融化为湿，但因正气虚弱无法排出，就结合了艾火的热，变成了湿热。故次日出现咽痛、高热，这是足阳明经湿热毒。

当日她自处甘露消毒丹一剂，煲一大碗，不拘时服用。这个热，很快就退了。但出现了腹痛、腹泻，过剂误伤脾阳，问笔者怎么办？

我说在原方上加点白扁豆，可以止痛止泻，继续清胃中热毒。

这里，我的思考是这样的，想要除恶务尽，要清就清干净，就只加了白扁豆扶正。

终究我是高估了她的正气，第二剂药，虽然没有再腹痛、腹泻了，但是一到晚上就发热了。

问我怎么办？

我一听，就知道是怎么回事了，这是热已经祛除，但是伤脾阳之后，转为寒湿了，这是气虚加寒湿，无力排出湿，湿郁又再化热，气虚而郁也化热。

该怎么办？就用我《痰湿一去百病消》一书中所举例的方子，七味白术散加味。

这时她适逢经期而至，血室又开，就在七味白术散的基础上加柴胡、黄芩，喝完药几小时就慢慢恢复正常了，次日精神也非常好。

这个病例治疗过程是典型的方随证转，追逐病机的转变，快速调整治疗方案。

关于这种机转的分析，大家可以看我《痰湿一去百病消》中《湿热感冒的应对及善后处理·湿邪在脾》这一小节的描述，并附了更详细的案例。

【事后学生总结注意事项】

操作时要让患者有一个舒适体位，放松心情。施灸时要一壮完毕再点另一壮，切忌多壮同时进行。施灸前要对患者的体质强弱及气血虚实做一个判断，控制好壮数及艾炷的大小。治疗前要对灸从久治有一个充分认识，不可急于求成，造成不必要的损伤。施灸时态度要认真，不能嬉笑玩耍，保持气氛安静严谨，避免精神不集中出现操作失误烫伤患者。

米粒灸与悬灸有何区别

很多时候，艾条悬灸与米粒灸是可以相互替代的。

艾条悬灸，对定穴基础要求不高，热辐射范围广，热量多，温和无痛苦，但是热力渗透慢，需要人力长时间手持艾条才能灸至温热，且烟味大，居家熏艾容易干扰到他人。

米粒灸，定点更精准，热力更持久，热力渗透快，耗时短，省人力，两三秒就烧完一壮，烟少，场景限制少，但是痛，会有烧伤反应，患者接受度相对要低。

无论是悬灸还是米粒灸，两者都要讲火候，火候到了，两者就可以替代。

有些人擅长用悬灸，有些人擅长米粒灸。

比如笔者就擅长米粒灸，入行二十年，我都不爱用悬灸，一方面拿着确实累，一方面真的容易上火。

并不是说艾条悬灸不好，对于寒证来说，是真的不错，但艾条没有烧伤反应，所以开穴作用要差一点，故透热的作用就差一点，不像米粒灸直接烧在穴位上开穴，可以起到透热泄毒的作用。

总之我更喜欢米粒灸的双向作用，既可以温经通络又可透热泄毒。

在我看来，艾条悬灸相对米粒灸来讲，是壮火，而米粒灸是少火。

壮火是食气的，少火是生气的，什么意思？

火太旺，会把人的气给吃掉，那么这个人就会累，就是说用艾条悬灸，如果控制不好，热量一大，它就变成壮火了，我们门诊就经常碰到去艾灸馆灸疗的患者，整个背放一个大箱子，那上面铺满了艾条，灸完整个背都潮红，这就是壮火，灸完之后，人会很累，楼梯都爬不动。

米粒灸它是少火，少火就是在身上点一把小火，像火绒。把火绒点着之后，它会将干柴给点着，把小火变大火。所以，米粒灸的艾火就相当于一个星星之火，在身上轻轻点了一下，就将人体的"原气"燎着了，整个人就会暖起来，也变得精神起来。

但若对于大寒之证的人来讲，米粒灸的火可能不够用，反而用艾条更舒服，也更有效，因为艾条的火力更猛。

总之，米粒灸的透热作用，是悬灸不能替代的；可悬灸的温和无痛，也是米粒灸不能替代的。比如说有些部位是敏感不能施灸的地方，像脖子上的人迎穴、手腕处的太渊穴以及关节的筋上等脆弱部位，用米粒灸的话可能比较危险，但用艾条悬灸就安全了。又比如说面瘫，拿米粒灸在脸上灸的话，操作不当容易留疤，但是用艾条在脸上熏灸就很安全。

米粒灸对穴位的热穿透力，那种如针刺入的感觉，很深很远，起效更快，持续作用时间更长，这是悬灸所不能达到的作用。

所以，它们两个都有互相不能替代的地方。

比如小朋友的哮喘，可能笔者开方水平有限，我仅可以把他的哮喘控制的比较平稳，发作次数可以变得更少，可他还是会反复，尤其是饮食稍不注意或者天气变化剧烈时会反复发作。

笔者用米粒灸在背上施灸，发现它的效果比吃药、扎针的效果要来得更快、病情也更稳定，远期效果也更好，这时候就让我不得不向现实低头，米粒灸确实有它不可替代的独到之处。

再讲讲大椎这个穴位。

《针灸大成》：大椎主肺胀胁满，呕吐上气，五劳七伤，乏力，温疟痎疟，气注背膊拘急，颈项强不得回顾，风劳食气、骨热，前板齿燥。

"五劳七伤"是一个虚损性的疾病，但是我们平常针刺大椎的时候，基本上都是用来退热，很少用针刺去实现这个补益虚损的作用。发现只有直接灸才能达到这样的补益效果，所以我们学习功效的时候，有些功效是通过灸来实现，有些功效是通过针来实现。

只有我们做过米粒灸之后，才能更深刻地去理解古籍上为什么要这样记录它这个穴位的功效，它是通过什么手段去实现的。

你说你每天去扎大椎能不能实现这个治疗五劳七伤？有可能。但是，我觉得特别难，你每天要这样扎，去试手法，用补法，很累人，还不一定能保证手法水平发挥稳定，但你用灸的方法，就能保证每天的温补，而且很稳定。

现代人的生活，普遍都忙，平时很难有时间就医，看一次病，要请假，要坐车，要候诊，来回一天就去掉了。

米粒灸，耗费如此之低，1g艾绒，可搓出四五百粒小艾炷。

米粒灸，比化脓灸痛苦小，甚至比不上炒菜时油星子溅到的疼痛。

米粒灸，是如此方便，随时随地可灸，哪痛灸哪，几乎没有场景的限制。

米粒灸，是如此快捷，技术纯熟的话，上班间隙十几秒钟就可以灸完一个穴位。

米粒灸，是如此环保，烟少得可以忽略不计，在家不怕被说烟大熏人。

其他关心的问题

一、灸前告知

求医时，如有妊娠、正值经期，或有出血病史、出血倾向、糖尿病病史、哮喘病史以及艾绒过敏史、瘢痕体质等特殊情况者，须提前告知医生，由医生判断是否施灸。

二、关于灸感

有些经络敏感者经施灸后会出现循经的行走感，有热感、凉感、麻感、胀感、痒感、偶发刺痛等均属正常现象。不要陷入追求灸感的冲动之中，以免造成火力内攻。另施灸时出现短暂轻微的灼烧痛也是正常现象，只要保证每壮有热力透穴，即可以保证疗效。灸感不是提升疗效的关健，辨证才是。

三、关于补泻

因为米粒灸的艾炷规格做得比较小，不在吹与不吹之间讲补泻（传统直接灸法，补为艾炷自然燃尽，泻为对艾炷吹气令火变旺燃尽），都是任其燃尽。真正的补泻，在施灸之前已经通过辨证配穴完成。至于具体的配穴，在后面的章节会有介绍。

四、定穴一定要精准吗

也并非如此，穴位有一定的面积，可以有微小的偏差，一样取效。而且穴位也会移动，健康时的足三里与生病时的足三里，可能不在同一位置，所以取偏也不一定是灸错了穴位。

若问为什么我们灸错了穴位也有效？拿足三里举例，首先是不是灸在足阳明胃经上？如果是，那么符合离穴不离经原则，只要在胃经上，就能取效。其次，如果偏离了胃经，那是不是在足阳明胃经皮部分布区上？一般皮部范围很宽，所以仍然能取效。

米粒灸，在治肢体经络病变或筋骨病变中，取穴以阿是穴为主，就是哪痛灸哪。故当你觉得灸错时，很可能灸在阿是穴上。

五、禁忌部位

在完全熟悉米粒灸的治疗方法，且接诊医生给出配穴并声明可回家自灸后，仍要注意记住一些禁忌部位：颜面颈部、关节部位、大血管附近、肚脐、腋窝、会阴、生殖器等不便操作不便护理处。如有高热、急性病、脑出血、糖尿病、局部有疮疡等病症则切勿自行施灸。

六、经期施灸

初学者，应该避开经期施灸，怕出现火候差错，因火力过猛血热妄行而崩漏。崩漏可以通过施灸来止血，但要分虚实，实证常灸大敦；虚证灸隐白，隐白无效则改灸足三里。此为常法，具体情况，还是要现场分析。

七、灸后注意事项

1. 关于接触凉水。有学者认为灸后 6 小时内不碰凉水，经长期实践，实无必要这般严格，只要气血平复，身上没有热感，一两小时即可接触，但我建议水温尽量不要太低，以避免在灸后毛孔张开时引寒邪入体。当日可正常淋浴，浴后务必保持施灸部位干燥，必要时可涂烧伤膏，防止感染。

2. 关于皮肤状况。灸后根据个人情况以及治疗作用强度，施灸穴位的局部皮肤会出现不同程度的红晕、水疱或血痂，个别出现瘙痒伴皮疹透发现象，均属于正常情况。水疱较小者可待其自行吸收、结痂，无须特殊处理，必要时在其表面涂擦烧伤膏并保持该部位干燥；水疱较大者可用一次性无菌针具或消毒后的针具刺破，排出液体，随后保持该部位干燥，易于结痂。痂皮掉后可能出现较小瘢痕或局部皮肤色素沉着，根据个体差异，其恢复情况有异同，均属正常现象。

施灸部位如有发生感染，需立即就医处理。

3. 禁忌。施灸后注意保暖，宜清淡饮食，忌食生冷瓜果、冷饮、饮茶、饮酒。当日勿行房事。

中

人身经穴 362 个，经外奇穴、阿是穴不计其数。

人生短短数十载，要个个用熟，实难全悟。

以下穴位及按病排经布穴，为笔者近二十年读书并运用后有效的经验所得，供读者参考。

常用穴位介绍

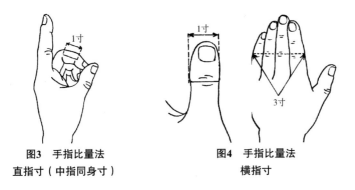

图3 手指比量法
直指寸（中指同身寸）

图4 手指比量法
横指寸

百会

【取穴】正坐，位于头顶部正中线上，距前发际5寸；或于头部正中线与两耳尖连线的交点处取穴。（图5）

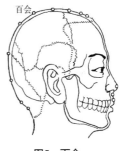

图5 百会

百会属于督脉的一个穴位，看一个穴位，不仅仅是看它属于哪条经脉，还要看它是几条经脉的交汇，即几条经脉会路过它。

百会：督脉与足太阳之会（《针灸甲乙经》）；督脉与足太阳之会（《外台秘要》）；督脉与足太阳之会（《铜人腧穴图经》），督脉与手足三阳之会（《针灸大成》）；督脉与足太阳、手足少阳、足厥阴俱会于此（《类经图翼》）。

综上，百会是督脉与手足三阳经及肝经共八条经脉的交汇处（也就是督脉、小肠经、大肠经、三焦经、膀胱经、胃经、胆经、肝经交汇处）。

有这么多条经脉交汇于一个穴位，那按照"经脉所过，主治所及"这个理论，就注定了百会穴治疗的病种很广。大家一定要熟记下面的功效。

【主治】《经络腧穴学》（全国中医药行业高等教育"十四五"规划教材，以下统称为教材）将主治分为三大类，第一个是头面五官，第二个是神经系统，第三个是脏器下垂，这三大方面，但这些

> 头面五官：头痛，目痛，眩晕，耳鸣，鼻塞。
> 神经系统：中风，神昏，癫狂痫，惊风，痴呆。
> 脏器下垂：脱肛，阴挺。

还完全概括它的功效。

《针灸大成》：主头风中风，言语謇涩，口噤不开，偏风半身不遂。心烦闷，惊悸健忘，忘前失后，心神恍惚，无心力。疟疾，脱肛，风痫，青风，心风，角弓反张，羊鸣多哭，语言不择，发时即死，吐沫，汗出而呕。饮酒面赤，脑重鼻塞，头痛目眩，食无味，百病皆治。

《针灸大成》对百会穴的一些功效总结，其实基本上也被教材所罗列出来了，但是还有一些内容没有被教材所收纳，比如说疟疾，也就是疟疾。下面我们就逐一学习一下这些没有被收纳的主治。

一、心烦闷，惊悸健忘，心神恍惚，无心力，食无味。

我们把这几个症状列出来看看：心里面很烦闷，时常感到心慌、惊悸、害怕，胆小又健忘。心神恍惚可以认为脑子昏昏沉沉，注意力无法集中。无心力是什么意思呢，就是有心无力，想做什么事情都有心无力，力不从心，心里空落落的。无心力，甚至去做心脏彩超检查还可能发现二尖瓣或三尖瓣反流。食无味，就是什么都不想吃，没什么胃口，饭可吃可不吃。

这几个你把它罗列起来特别像什么？像焦虑症，也像抑郁症。

故笔者认为这个穴位能够治疗一些精神方面的问题。

随后我就把这个穴位用于部分青春期的抑郁症、焦虑症患者身上，发现效果非常好。

脑为元神之府，这个神，控制着我们的五脏六腑，有时治脏腑效果不好，一定要考虑到是不是精神方面出问题了。神是一个总控系统，调神很重要，而调神的一个很关键的穴位，就是百会，大家一定要熟悉于心，人无法避免会出现情绪问题。

心神恍惚，可以理解为"神气不足"，常见于学生这个群体，学生由于长时间睡不好觉，大脑就昏昏沉沉，注意力自然无法集中，在这种情况下，如何还有精神去听课？接下来的问题就是学习成绩下降，学习成绩下降引起自卑如果无法自我开导，慢慢地就可能往精神疾病方面发展，所以灸百会穴中断了这个"心神恍惚"过程，让大脑清醒，提升听课效率，从而也就提升了成绩，建立了自信，恢复了精神的健康。

二、忘前失后

这个症状可以理解为老年性痴呆导致记忆逐渐减退，老年性痴呆对于患者本人来说，可能没那么痛苦，但是对家人确实是个折磨，无论是物质上还是精神上，都可能拖垮一个家庭。试想，如果父母忘记了儿女，对儿女是多大的打击。灸百会或针刺百会可延缓病情进一步发展甚至恢复正常，但这个治疗过程也一定是漫长并且需要家人或患者有坚持不懈的精神。

三、中风，言语謇涩，口噤不开，偏风半身不遂

看这些症状，其实是已经中风的症状了，表明百会可治中风，但平时也可防患于未然，尤其在体检时发现有脑萎缩和腔隙性脑梗死的患者，还没有发展到中风倒地之前，有些手麻、唇麻、说话结巴、突然腿无力、半边身体失控、一过性脑缺血的头晕目眩等症状，就可以提前灸起来，可以改善脑部的供血，避免中风的发生。

四、脱肛

《针灸大成》未列阴挺之功能主治。

但百会确实能治阴挺，它具有将下垂的脏器往上提的一个

作用。

阴挺就是子宫下垂或者阴道壁膨出，其实就是子宫的收缩能力下降了，阴道子宫平滑肌的力量不够了。

百会在人体最高处，灸过百会之后，它能够有力气收缩，它一收缩，子宫不就回到原来的位置了么，所以百会有提托的作用。再想想，我们继续延伸百会的作用，它能够收缩子宫，那它能够导致什么？宫缩。或者说给宫缩加力，对不对？所以它是不是能够治疗宫缩无力的难产？

生孩子，生到最后没力了，灸一下百会，加强宫缩，子宫一收缩，胎儿就容易娩出。这个经验，在我们岭南灸法大师苏天佑的针灸治疗学里面有记载。他所著的《针灸医案搜奇录》里就收录一例通过灸百会治疗难产的医案。

目前来讲，我最常用的就是安神，就是让人精神安定下来。焦虑也好，抑郁也罢，先让人的"精神"安定了，气血才能正常运转，其他的问题就能得到改善。然后我们再灸其他的穴位。

【注意事项】《类经图翼》上说，这个百会灸多了，要在周边围着百会用三棱针放点血，用井花水淋它。

《类经图翼》：若灸至百壮，停三五日后，绕四畔，用三棱针出血，以井花水淋之，令气宣通，否则恐火气上雍，令人目暗。

其实就是把热气放出来的意思，因为百会有提托的作用，把气往上引，气血上供大脑，那你灸得太多，火气自然过旺了。文中"灸百壮"，实际临床上不用那么多，我一般灸七壮，灸多了就"令人目暗"，火烧火燎，视物模糊，这时候在百会周边放点血，可以缓解这个副作用。当然也可以灸一下足三里或涌泉，将火往下引，或者耳尖放点血。

这里就是提示我们，灸百会要慎重，不要过量。

头皮没那么敏感，一般灸三壮它都没感觉，要灸到四五壮才觉得热，灸到七壮就很热了，再灸多了就起疱。所以我们灸百会，一般都是以七壮为止，大多时候我就灸五壮。平时保健的话，五壮就已经很够了，一定不要贪多。

我再补充一下百会是怎么灸的？主要是头发怎么办？

处理头发这个问题太简单不过了，你把头发分拨开来就行了，把头发一梳，在正中线上把头发往两边一拨就拨开了。可是你说头发会乱，怎么办？可用发夹把两边头发夹好，不就固定了吗？耳朵尖再往上一比量，与发缝相交处，就是百会，上面抹点紫金膏，搓个粟米大的艾炷，往紫金膏上一放，就可以点燃了，连灸个六七壮。紫金膏蹭掉了怎么办？你再抹一点，直接灸完五到七壮的，就可以了。因为搓得很细，不是大艾炷，尽管放心，不会烧到头发，也不会烧到毛孔，有的话最多也就两三根，两三根头发无伤大雅。

大椎

【取穴】大椎穴位于后正中线上（颈根后），第七颈椎棘突下凹陷中（图6）。简单地说，将头稍微往前垂下，不动肩膀只左右动头颈部，便会发现肩背部正中线上有的地方突起会动，有的地方突起不动，会动的突起就是颈椎，取穴时只要找会动的突起的下方凹陷处即是。

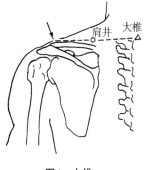

图6 大椎

如果最下方有两个高起的骨头让人难以分辨，可以把手指放到两块高起骨头的部位，保持低头的姿势再重复做摇头的动作，可左右移动的就是第七颈椎，而固定不动是第一胸椎，在第七颈椎椎骨下方的凹陷处就可取得大椎穴。

还有个笨办法就是寻找肩膀两侧肩峰的连线，连线与脊柱相交上侧的凹陷处即可取大椎穴。

【主治】大椎别名百劳、上杼，为督脉之穴。大椎穴是手足三阳经与督脉的交会穴。督脉具有统率和督促全身阳经的作用，又被称为"阳脉之海"，故大椎穴被称为"阳中之阳"，具有统领一身阳气的作用。以下是教材归纳的主治。

> 热病，疟疾，寒热。
> 咳嗽，气喘，骨蒸。
> 脊痛，颈项强痛。

大椎穴是七条经脉交汇处，也同样注定了它的强大。

《针灸大成》：主肺胀胁满，呕吐上气，五劳七伤，乏力，温疟痎疟，气注背膊拘急，颈项强不得回顾，风劳食气、骨热，前板齿燥。

这些功用主治基本上都被教材所归纳，只要熟记即可，要想深刻理解，仍然要靠多临床、多实践。

有几点，我还是要说明一下：

一、解表散寒

无论是多久的寒气，无论是多重的寒气，只要坚持灸，都能散掉。多说理论，可能觉得空洞，我讲一个厦门灸法大师陈应龙教授的医案以助理解：

大概在 20 世纪五六十年代，有一位 32 岁的陈姓女患者，得了怕冷的毛病，大夏天穿羊毛衣裤，整天钻在被窝里不敢出来，冷啊。后来请陈老先生出诊，发现大白天她屋子里一团漆黑，门窗紧闭，就怕有风溜进来。陈大夫切脉发现脉细微，手足冰凉。她说是畏寒怕冷有一年多了，吃了不少中西药都没效，老公不在身边，孩子又年幼无知，觉得活不了了，就写好遗嘱跟老公交代后事。陈老大夫一阵安慰后，说这病可治，当下就给灸了"大椎"三壮。

第二天，再去复诊，只见这陈女士，穿着短袖单衣，精神奕奕，窗户门扇大开，室内阳光普照，笑着对陈老大夫说："写好的遗嘱，昨晚已经烧掉了。"

这个寒邪这么快就消退了，应该是邪仍在表，要是真阳损伤，怕不能取得速效，得长期坚持。

在陈老的启发下，我亦常用大椎驱寒。

一位体格稍胖的 50 岁左右的女士，自诉颈后怕冷怕风，常年需要围脖挡风，我当时就给灸了大椎五壮，隔天再诊，怕冷明显好转，再灸两次，即不再怕风，可除围脖。

一位跟笔者学过米粒灸的学员反馈，他的父亲畏寒，冬天晚上睡觉要盖三四床被子，这位学员回老家后，便给老人家施灸，受我在网络发表过的医案的启发，选大椎、命门、合谷，仅灸两次，就可以只盖一床被子了。

二、五劳七伤、风劳食气

五劳七伤以虚证居多，常被形容体弱多病之人。

五劳一指五脏劳损，即心劳血损、肝劳神损、脾劳食损、肺劳气损、肾劳精损；二指五种劳伤的病因，即久视伤血、久卧伤气、久坐伤肉、久立伤骨、久行伤筋。七伤指大饱伤脾，大怒气逆伤肝，强力举重、久坐湿地伤肾，形寒饮冷伤肺，忧愁思虑伤心，风雨寒暑伤形，恐惧不节伤志。七伤也指生殖系统疾病，即阴寒、阳痿、里急、精漏、精少、精清、小便数等。

"风劳"见于《太平圣惠方·治风劳诸方》："夫劳伤之人，表里多虚，血气衰弱，肤腠疏泄，风邪易侵，或游易皮肤，或沉滞脏腑，随其所感，而众病生焉。"即机体本身就很虚弱，又总是伤风感冒。"食气"指人的正气不停地被消耗，得不到恢复。"风劳食气"在现代大体常见于体力衰弱者，尤其是这次感冒未好、下次感冒又来的患者。

大椎穴，在我们的印象中，常用于清热，治风热感冒，可上文说的功效明显是补益作用，它是如何实现的？起码在针刺治疗时，是难以做到的。

要实现大椎的补益作用，唯有用灸法，最好是直接灸法，开穴之后，直接将阳气补进督脉，促进全身功能的活跃。

大椎可以散寒祛风，完全可以中断虚人反复感冒的恶性循环，让机体得到修整从而恢复健康。

因此，它的别名百劳，就是这么来的。

大椎和百会，都是手足三阳经交会的地方，大椎偏驱风寒且有滋补作用，百会偏驱风清头目而无滋补作用。

身柱

【**取穴**】身柱，属督脉，位于第三、四胸椎棘突之间（即第三胸椎棘突下凹陷中，图7）。取穴时，正坐略低头，先找到大椎，再往下数第三个骨节下方摸到凹陷处即是身柱穴。

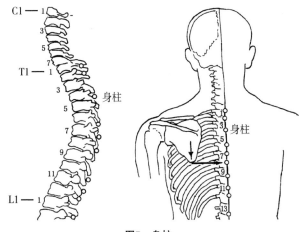

图7　身柱

身柱，顾名为身体的支柱，此穴犹如肩胛的支撑柱子。

【**主治**】以下是教材所归纳的主治。

> 咳嗽，气喘。
> 身热，癫狂，惊风，瘛疭。
> 腰背痛。

《针灸大成》：主腰脊痛，癫病狂走，瘛疭，怒欲杀人。身热，妄言见鬼，小儿惊痫。

身柱穴平肺俞穴，即此穴能通肺气，又肺与大肠相表里，还能通大肠之气，本身属督脉也可通脑气、肾气，故治疗范围也广。

因为其通肺气，所以可治呼吸系统疾病，如长期鼻塞、慢性支气管炎、哮喘、肺结核等，肺主皮毛又可治部分皮肤病；通手阳明大肠经则可治泄泻，又可调同名经即足阳明胃经以治疗吐乳、婴幼儿消化不良等；通督脉、调肾气，肾气旺则卫气有根，卫气一足，则不易外感，也治夜尿；因通脑气也治夜间啼哭及癫痫。

此穴在儿童保养中非常重要，平素隔三岔五只灸此一穴，则不易感冒，即便感冒也恢复得快。一些医家将此穴当成通治儿科百病的穴位，其增强抵抗力防感冒的作用，与大椎治"风劳食气"之功很相似。

膏肓

【取穴】让患者平坐床上，屈膝抵胸，前臂交叉，双手扶于膝上，低头，面额抵于手背，使两肩胛骨充分张开，在第四胸椎棘突下旁开 3 寸，即按压肩胛骨内侧缘骨缝处，觉胸肋间困痛，传至手臂，即是膏肓穴，掐痕做标记。或让患者俯卧于床上，双手握拳，将手背贴于腰上，便于肩胛骨打开露出穴位。（图 8）

坐取或卧取，无论哪种，都要让肩胛骨张开，要不然肩胛骨会覆盖于膏肓穴上，施针或灸都不容易刺激到这个穴位，所以它的取穴方法的首要就是令肩胛骨张开。

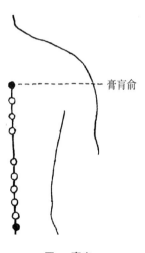

膏肓俞

图8 膏肓

【主治】它的主治有三类。第一个是肺系疾病，主要是指肺阴虚导致的咳嗽、气喘、盗汗、肺痨、肺结核。第二个是遗精，遗精常见于肾之阴虚火旺证。第三个是羸瘦虚损（累及五脏六腑精气血的虚损），已经是比较严重的情况，就是我们常讲的"病入膏肓"，病根深重，很难搞，到了最后关头，要灸这个穴位。

我们可以明显看到这个穴位的主治功效接近于滋阴。以下是教材归纳的主治。

> 咳嗽，气喘，盗汗，肺痨。
> 遗精。
> 羸瘦虚损。

我们来分析一下《针灸大成》里面所列的主治。

《针灸大成》：主无所不疗。羸瘦，虚损，传尸骨蒸，梦中失精，上气咳逆，发狂，健忘，痰病。

羸瘦虚损是五脏精气亏损，传尸骨蒸是肺阴虚，梦中失精是心肾不交，上气咳逆是肺失宣降。

发狂和健忘，多是由于痰迷心窍导致，还有"痰病"，也就是说膏肓除了能养阴，其实还有化痰的作用。

怎么去理解它呢？

膏肓，平厥阴俞，可以入心包经。膀胱经背部的穴位与夹脊穴及督脉的经穴，只要与背俞穴在同一个水平线上，它们的功效就有相似性。比如说身柱平的是肺俞，它能够入肺，通调肺脏。同理，膏肓平厥阴俞，能入心包经，故膏肓也有调理心包经的作用。

那如何通过调理心包经来起到养阴补精和化痰的作用？

这个大家可以参考一下我在《痰湿一去百病消》里面谈到心包的结构功能。

心包是有空腔的，并与同样有空腔的三焦相互为表里。

三焦是水液代谢的通道，也是容纳痰湿的一个最重要的器官。当三焦不能够运化代谢这些水液时，即会将水液害化成痰湿，当痰湿多到三焦容纳不了时，就会满溢到与之相表里的心包，所以心包很容易出现痰证。我们常用的化痰名方温胆汤就是专门治疗心包痰证的一个处方。故灸厥阴俞，有类温胆汤之化痰作用。

另，心包代心受邪，心有主血脉的作用，同样心包也能主血脉，所以灸膏肓也有能够拓宽脉道，增加机体储存气血津液精的功能。一个瘦弱的人，当经脉被拓宽，所容纳的气血津液精更多的时候，机体就能恢复肌肉的丰满度，虚损就得到了修复。

膏肓是一个非常重要的补虚的穴位，但补虚之功效需要靠灸法来实现，在一个重针轻灸的年代，这个功效很自然就被人为地忽略了。

【附】膏肓可治肩胛综合征

焦虑、紧张、易怒、烦躁的人常见肩胛周围肌肉和韧带处发酸发胀，按揉它时，发现这个酸痛点往往就在膏肓穴上。

膏肓穴作痛，在临床上发作频率是很高的，笔者在门诊见过许多这样的患者。

以往我治这个病时，是通过针刺内关穴（膏肓平厥阴俞而入心包经，内关是心包经之要穴）来治疗这个膏肓疼痛，即时的止痛效果非常好，但易反复，尤其是情绪波动或与家人吵架时，容易诱发膏肓穴作痛。

从这个角度看，膏肓穴与情绪的关系非常密切。可以说膏肓穴是一个情绪垃圾站，不好的情绪总会聚集在膏肓穴，令人肩胛不适，产生酸胀沉痛的感觉，进而影响睡眠，让人烦躁易怒，然后继续与家人、同事、朋友发生冲突，然后又产生新的情绪垃圾无法宣泄，又聚集在膏肓穴上，加重这个症状。

（注：膻中为心包之募穴，膻中作为臣使之官，代君行令，喜乐出焉。门诊常见患者抑郁不能喜乐，膏肓穴上有压痛时，可以通过灸治膏肓穴来调节情绪。）

我们只要坚持去灸这个膏肓穴，就能治疗这个肩胛痛，同时也能改善一个人的精神状态，恢复精神健康。

泉州针灸大家留章杰教授的弟子苏稼夫曾记录：一患膏肓穴钻痛多年的女性患者，久治不愈。留老师（留章杰）在艾绒中配入少许麝香搓成麦粒状后给病者灸治法，初为五壮，以后渐增至十一壮，经十余次的治疗竟获痊愈。（《留章杰先生纪念文集》，留章杰，为承淡安的学生）

曲池

【取穴】位于尺泽与肱骨外上髁连线的中点，即屈肘成直角，当肘弯横纹尽头处。（图9）

曲池为大肠经之合穴，可治手阳明大肠经及腑病，而大肠经最易积热。

【主治】怎么看，此穴的主治功能都偏清法。以下是教材所归纳的主治。

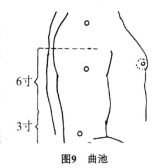

6寸

3寸

图9 曲池

> 咽喉肿痛，齿痛，目疾。
>
> 瘾疹，湿疹，瘰疬。
>
> 热病，惊痫。
>
> 手臂肿痛，上肢不遂。

《针灸大成》所列之功效，基本为教材所归纳，我们可以提炼一下：清热解表，散风止痒，消肿止痛，调和气血，疏经通络。

《针灸大成》：主绕踝风，手臂红肿，肘中痛，偏风半身不遂，恶风邪气，泣出喜忘，风瘾疹，喉痹不能言，胸中烦满，臂膊疼痛，筋缓捉物不得，挽弓不开，屈伸难，风痹，肘细无力，伤寒余热不尽，皮肤干燥，瘾疵癫疾，举体痛痒如虫啮，皮脱作疮，皮肤痂疥，妇人经脉不通。

此穴为手阳明大肠经穴，大肠经与肺经相表里，肺主皮毛。此穴位于肘部，乃经气运行之大关，能通上达下，通里达表，既可清在外之风热，又能泻在内之火邪，是表里双清之要穴，具有疏散风热、解表散邪之功，擅解全身风热表邪，主治外感热病、风热上扰的头痛、咽喉肿痛、风热犯肺的咳嗽气喘（肺所中邪，常传于大肠，再由大肠经出表）等。

此穴不但疏散表热，还可清解里热，具有清泻热毒、通经止痛之功，治疗阳明积热所致的头痛、齿痛、目痛等五官疾患（手阳明大肠经通头面五官）。

此穴为手阳明大肠经合穴，五行属性属土，合治内腑，故可清泻阳明，清利湿热，调理大肠气血，治疗湿、热、气、血壅滞大肠，肠腑传导失职导致的腹胀、腹痛、吐泻、痢疾、便秘、肠痈及阳明郁热的乳痈等病。

大肠经与肺经相表里，故此穴具有清热解毒、凉血祛风、消肿止痛之功，可泻除热毒郁遏肌表的各种皮肤疾患（此功效只数语，但确为灸治清热之关键穴位之一，也为治皮肤病之极重要穴位）。

此穴属土，还具有清热化痰的作用，加之可以解表热、泻内火，用于治疗痰火扰心或热扰神明的胸中烦满、善惊、癫狂等神志病，甚至热极生风的抽搐，以及风阳上扰、气血上冲的头痛头晕（此功效之实现，主要为间治作用，与足阳明胃经为同名经，胃络入脑，故曲池间接作用于脑）。

此穴位于肘部，具有通经络、调气血、祛风湿、利关节、止痹痛之功，可用于治疗上肢痿痹、瘫痪诸疾。

中脘

【取穴】中脘在上腹部，前正中线上，当脐中上4寸（居心蔽骨，即胸剑联合中点与肚脐连线的中间点上，图10）。中脘属任脉，为任脉、手太阳与少阳、足阳明之会；胃之募穴；八会穴之腑会。

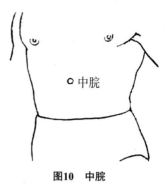

○ 中脘

图10 中脘

【主治】教材的归纳主治，基本上是消化系统的问题。如胃痛、腹胀、腹中积聚、泄泻、便秘、食欲不振、呕吐、黄疸。

《针灸大成》：主五膈，喘息不止，腹暴胀，中恶，脾疼，饮食不进，翻胃，赤白痢，寒癖，气心疼，伏梁，心下如覆杯，心膨胀，面色萎黄，天行伤寒热不已，温疟先腹痛，先泻，霍乱，泻出不知，食饮不化，心痛，身寒，不可俯仰，气发噎。

中脘在中焦正中处，肺脉起点在中焦，肺脉是承接肝脉的，理所当然，肝脉的终点在中焦，故中脘可以同时调理肺病与肝病。

《针灸大成》有"喘息不止"，这是肺系疾病常见症状，为什么要将这个列出？细研肺经的循行就应该知道，肺经的起点在中焦，若中焦产生食积痰湿，必沿经络上传于肺，从而引发咳嗽甚至哮喘，故灸中脘，可治痰喘。

又怎么理解治肝病？肝经夹胃经贯膈，肝经的问题更多地表现在胃经上，尤其肝气乘胃引起的胃痛、胃胀、胃食管反流等消化系疾病，灸中脘，表面上治的是消化系疾病，其实是可以泻肝气的。

总结功能主治，主要就是开胃消食、升清降浊。由于米粒灸有温与通的作用，灸后会提高消化能力，吃得多了，也饿得快了。本穴灸通透后，吃热性食物很快就运化了，也不上火；吃凉性食物，也很快运化，也不会呕吐拉稀，因为有温的作用，更不会像以前那样一吃凉的就腹痛、咳白痰了。

中脘的消食作用，间接地减少了痰湿的产生，也就达到了化痰的目的，对于寒咳、寒喘有白痰的患者，此穴宜常用。

关元

【取穴】关元在下腹部，位于前正中线上，当脐中下3寸。属任脉穴，为足三阴、任脉之会，小肠募穴。（图11）

【主治】关元通足三阴经，所以能调肝脾肾三脏。

《针灸大成》：主积冷虚乏，脐下绞痛，渐入阴中，发作无时，冷气结块痛；寒气入腹痛，失精白浊，溺血七疝，风眩头痛，转脬

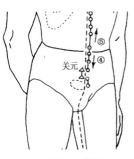

图11 关元

闭塞，小便不通黄赤，劳热，石淋五淋，泄利，奔豚抢心，脐下结血，状如覆杯，妇人带下，月经不通，绝嗣不生，胞门闭塞，胎漏下血，产后恶露不止。

以上所列主治稍归纳一下，不外乎：妇人病症；前阴、肾系病证；脾胃、腹部病证；虚寒病证。只要熟记以上功效就可以了。以下是教材所归纳的主治。

> 癃闭，尿频，遗精，阳痿，月经不调，痛经，经闭，崩漏，带下，阴挺，恶露不尽，不孕。
>
> 疝气，小腹疼痛。
>
> 腹泻。
>
> 虚劳羸瘦。

关元为任脉穴，所处位置最靠近"胞中"这个生命本源的地方，所以最补肾之精气。肾之精气，可化为肾阴与肾阳，故关元为阴阳同补之大穴。

可灸只有热量，并无物质进去，如何能补到精？这主要得益于关元为小肠募穴通小肠经，可将小肠后天分清泌浊之后所得的精华，快速进入任脉转化为先天所需的精气存储于胞中。

灸此穴，可加强生殖功能，令之能延续后代。长期灸此穴，可延年益寿。

足三里

【取穴】足三里穴位于小腿前外侧，当犊鼻穴下 3 寸，距胫骨前缘一横指（中指）外、膝眼下四横指、胫骨边缘（找穴时左腿用右手、右腿用左手以食指第二关节沿胫骨上移，至有突出的斜面骨头阻挡为止，指尖处即为此穴，图 12 ）。

简易找法：从下往上触摸小腿的外

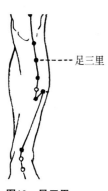

- - - - 足三里

图12　足三里

侧，左膝盖的膝盖骨下面，可摸到凸块（胫骨外侧髁）。由此再往外，斜下方一点之处，还有另一凸块（腓骨小头）。这两块凸骨以线连结，以此线为底边向下作一正三角形。而此正三角形的顶点，正是足三里穴。

【**主治**】足阳明胃经是一条多气多血之脉，而足三里是其最重要的一个穴位，也是可直接调理胃腑功能的合穴与下合穴。

《针灸大成》：主胃中寒，心腹胀满，肠鸣，脏气虚惫，真气不足，腹痛食不下，大便不通，心闷不已，卒心痛，腹有逆气上攻，腰痛不得俯仰，小肠气，水气蛊毒，鬼击，痃癖，四肢满，膝胻酸痛，目不明，产妇血晕。

正因能促进胃腑之功能，使得饮食被受纳，并与脾相互加速运化，令人体气血大增，体质得以改善，间接增强了五脏六腑及相应经络的功能，故今人有"百病莫忘足三里"之言。以下是教材所归纳的主治。

> 胃痛，呕吐，呃逆，腹胀，腹痛，肠鸣，泄泻，便秘。
> 热病，癫狂。
> 乳痈。
> 虚劳羸瘦。
> 膝足肿痛。

足三里有什么功用，要看胃经如何循行。

因其路过肚腹，故可治一切肚腹疾患，如：胃痛，呕吐，腹胀，肠鸣，消化不良，泄泻，便秘，痢疾，霍乱遗矢，疳积。急、慢性胃炎，胃溃疡，十二指肠溃疡，急、慢性胰腺炎，肝炎，消化不良，急、慢性肠炎，细菌性痢疾，阑尾炎。

因胃络入脑，故可治心神疾患，如：心烦，心悸气短，不寐，癫狂，妄笑，中风。休克，神经性头痛，癫痫，神经衰弱，精神分裂症，动脉硬化。

因肺经起于中焦，中焦是胃经主场，故可治胸肺疾患，如喘咳痰多，喘息，虚痨，咯血，支气管哮喘。

胃经经过少腹，且胃经主润宗筋，而宗筋绕生殖器，故可治少腹疾患，如：小便不利，遗尿，疝气。

胃经多气多血，女子以血为本，故可治妇人疾患，如：乳痈（胃经经过乳房），妇人血晕，子痫，妊娠恶阻，赤白带下，痛经，催产，产后腰痛，妇人脏躁。

也可治本经脉所过部位的疾患，如：膝胫酸痛，下肢不遂，脚气。坐骨神经痛，下肢瘫痪，膝关节及周围软组织疾患。

胃经多气多血，气血足后，可间接治愈多种疾患，如：水肿，头晕，鼻疾，耳鸣，眼目诸疾，真气不足，脏气虚惫，体虚羸瘦，五劳七伤。又如白细胞减少症，小儿发育不良。

众多穴中，几乎可以称得上是包治百病的穴位，笔者在临床上，无论大人小孩，只要辨证中符合气血两亏、脾胃虚弱者，均有应用此穴。

人年三十以上，若灸头不灸三里穴，令人气上眼暗，所以三里下气也。（《千金翼方·针灸》卷二十八）

就是说，人过了三十岁以后，灸了头部之后，要是不灸一下足三里，这个热气就会留在上部，让人视物昏花。

人年三十以上，若不灸三里，令人气上眼暗，所以三里下气也。出第二十七卷中。（《外台秘要·明堂》卷三十）

这才过了七十年，《外台秘要》在抄书引文的时候，少抄了两个字，变成了人到了三十岁以后，就必须要灸足三里，不灸的话会眼花。

三里，凡人年三十以上，不灸此穴则热气上冲，眼目无明。（《窦太师针经》）

说足三里这个穴啊，人过了三十岁，要是不灸这个穴，热气就上冲，让人看不清。

人过三旬后，针灸眼能宽。（《针灸玉龙经·天星十一穴三里》）

到了这里，又过了五百多年了，孙悟空取经都回来了。这又演变成了啥？成了人过了三十岁，要多针刺艾灸足三里，这样能维持眼力，老花来得慢。

《外台》云凡人过三十以上，能灸此穴，则热气下，眼目增明。

（《针方六集》卷五）

又过了三百多年，说灸足三里穴能明目。

一云小儿忌灸三里，三十外方可灸，不尔反生疾……《外台·明堂》云：人年三十以外若不灸三里，令气上冲目，使眼无光，盖以三里能下气也。（《类经图翼》卷六）

到了这里就开始胡编乱造了，明明人家一开始是说，人过三十了，灸了头要是不灸足三里引热下行的话，怕是热气要伤眼。怎么就变成了小孩子忌灸三里呢？

《外台秘要》云人年三十以后，宜灸三里，令气上冲，可无失明之患。故云"人过三旬后，针灸眼重光"。（《循经考穴编》）

还是重复的话。

小儿忌灸，恐眼目不明，惟三十以外方可灸之，令眼目光明也。（《医宗金鉴·刺灸心法要诀》）

我看小儿忌灸足三里的源头就是《类经图翼》，只是说谁谁云，怎么个云？没有说出个原由，搞得直到最后官方直接官宣小儿忌灸，失去原文本义。

失误之处，还是因为传世本《外台秘要》在录《千金翼方》此条原文的时候，在"不灸三里穴"前漏了"灸头"这两个关键字，直接搞了个天大的误会，后面的人就开始脑补发挥起来。越到后面是越离谱，越传越吓人，更说灸了小儿足三里，会眼瞎。

我扶额长叹，这抄书的，有多少是搞过米粒灸啊？

若是遇到脾胃虚寒水样作泻，难道不是当灸则灸？

这就跟冬吃萝卜夏吃姜一个道理，有些人教条到冬天真不吃姜。

有人说晚上吃姜如吃砒霜，我不禁看看手中的姜糖，瑟瑟发抖，你们晚饭蒸鱼不放姜丝吗？

至于有些人说灸了眼睛模糊，得先看看自己气血状态以及胃中内生邪气的状态。

足阳明胃经：循眼系入络脑。

足阳明胃经别络：足阳明之正，上循咽，出于中口，上颌颊，还系目系。

胃的经络，循行于眼系，灸足三里，能将气血灌注于眼，让眼睛更明亮。

至于刚开始的模糊，应该是胃中湿热或其他内生邪气，受到灸后，鼓动了经气上冲到眼，眼花几天或出几天眼屎就好了，再坚持下去，眼就明亮了。

话又说回来，足三里，是大补之穴，体虚之人比较适合，对于年少生理机能旺盛者来说，此时灸治足三里，则有"过度进补"之虞，这与"少儿进补，老来受苦"一个道理。但遇到脾胃怯弱，吃点瓜果生冷、肥甘厚味就生病的孩子，灸一灸也无妨。

又说回小儿忌灸足三里这个谣传的源头——《外台秘要》，要不是漏抄"灸头"两字，也就不会有后面那么多"谣传"。《类经图翼》虽然引用《外台秘要》，但在《外台秘要方·卷第三十五·小儿将息衣裳厚薄致生诸痫及诸疾方并灸法二十八首》小儿"若手足瘈疭惊者"（就是手脚抽动），有一方，就是"灸伏兔。次灸三里。次灸腓肠。次灸鹿溪。次灸阳明。次灸少阳。次灸然谷。"同一本书，又明明白白让小儿灸足三里了，这是互相矛盾吗？

此穴不辨不明，只要正确辨证施治，该用足三里，就用足三里。

笔者在临床上，大胆应用足三里（包括我自己的孩子也用），并无出现不适，反而能促进身高体重的增长，面色变得红润，抵抗力增加，体质得到明显改善。

有部分小孩灸身柱，会出现眼屎增多，转灸足三里却不会。又有部分小孩灸足三里，会出现眼屎增多，转灸身柱却不会。可见两者均能令阳明之湿热入眼，无非就是灸后的正气，鼓动湿热外排，等排完了，眼屎自会消失。

实在太严重，停灸数日即可，再服些保和丸、甘露消毒丹，将余热清一清，或灸曲池也可清余热，余热清完即无事。

【附】支沟、照海。

支沟，三焦经的穴位，三焦为水火通道，支沟在三焦经所有穴位中调水火的力量最强，调水可以重新分配不平衡的水液排布；调火可以散掉局部淤积的热气。

照海，顾名思义，阳光照射大海，能将肾经中的水液蒸腾上来。

【附】拓脉三穴：膈俞、患门（心俞）、膏肓。

膈俞为血会，有活血作用，能够通畅血脉。此穴能够刺激全身的力量去拓宽脉道，当血脉被拓宽之后，它对热量的存储空间就增加了，原来血热的皮肤瘙痒，就不痒了。膈俞还有养血的作用，滋养阴液，有了阴血，它就能容纳更多的热量，你有多少阴就能容纳多少阳（负阴抱阳），阴阳如果平衡，它就不上火。打个比方一家三口住在一房一厅，肯定很挤，容易发生冲突，突然之间给拓宽到三房两厅，这时再三个人住，就觉得很宽敞，也不怎么吵架了，对不对？

患门，见于唐代崔知悌的《骨蒸病灸方》，可灸五劳七伤（虚损），主灸虚劳（即阴虚火旺的肺结核）。经考证，心俞即患门。心俞的作用依然是拓宽脉道，心主血脉，也是能拓宽一身的血脉。

膏肓，平厥阴俞，通手厥阴心包经，其实也是间接主血脉的作用。

故以上数穴，对于一些阴虚内热的人是比较适合使用的，主要原因就是于拓宽脉道后增加了气血的容量，也就增加了对火力的受纳能力不造成拥堵，因此上火症状的人将这几个穴位灸透了之后，他就不上火。

【附】胰俞。

胰俞最早出现在 1974 年上海中医学院主编、人民卫生出版社出版的《针灸学》一书中。胰俞在第 8 胸椎棘突下旁开 1.5 寸，膈俞穴与肝俞穴之间。主治：胃脘痛，呃逆，口苦咽干，大便不调，多饮多尿，消食，盗汗遗精，肢体无力，肌肉酸楚。从主治看，胰俞能滋阴，尤其是胃阴，能改善口干渴，配合照海使用，滋阴功效叠加。胰俞虽然是今人发现，但古人亦在平胰俞的督脉上（第 8 胸椎棘突下）发现"胃下俞"穴（《千金翼方·卷第二十八·消渴第一》），主治消渴、咽喉干。从经验上看，背俞穴与督脉之穴，在同一水平上，脉气相通，功效常相近。古今所选，竟有异曲同功之处。

取穴基本原则

笔者入行针灸二十年，已经形成了自己的选穴习惯，对于我来说，最方便好用的，就是按脏腑经络取穴，施治之前，一定要将病位定清楚在哪个脏腑哪条经络上。

这种本经配穴法或循经配穴法最早出现在《灵枢·终始》："必先通十二经脉之所生病……故阴阳不相移，虚实不相倾，取之其经。"

学起来，最简单，也最直接，往往不需要花里胡哨的噱头就将病给治好。其基本原则就是：经络所过，主治所及；腧穴所在，主治所在。

经络所过，主治所及

凡是本经内脏发生病变可采用本经的腧穴治疗。

肺病：咳喘、咯血可取列缺、鱼际、尺泽下一寸、中府诸穴。

心病：心悸、怔忡、失眠、癫痫可取神门、通里、灵道诸穴。

脾病：泄泻、下痢、腹痛、腹胀可取太白、公孙、阴陵泉、大横、腹哀诸穴。

肾病：遗精、遗尿、阳痿、水肿可取复溜、照海、太溪、然谷诸穴。

肝病：胁痛、黄疸、疝气可取大敦、行间、太冲、期门、章门诸穴。

心包病：心痛、心烦、吐血、癫痫可取

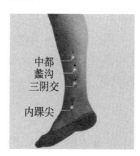

图13

分布于小腿内侧正中线上内踝尖上三同身寸为三阴交，三阴交上两同身寸为蠡沟，蠡沟上两同身寸为中都。

劳宫（慎用）、大陵、内关、间使诸穴。

胃病：疼痛、呕吐、胀闷、消化不良、呃逆、反胃、噎膈可取滑肉门、天枢、大巨、足三里、上巨虚、内庭、梁门诸穴。

膀胱病：遗尿、小便不通可取至阴、膀胱俞、肾俞、气海俞、关元俞诸穴。

胆病：肋胁痛、黄疸、胆结石可取日月、京门、阳陵泉、丘墟诸穴。

三焦病：肋胁疼痛、瘰疬可取外关、支沟、天井诸穴。

大肠病：肠鸣、腹痛、小便不利可取曲池、温溜、下廉、合谷诸穴。

小肠病：少腹痛、小便不利可取少泽、后溪、小海诸穴。

任脉病：七疝、白带、癥瘕可取曲骨、中极、关元、气海诸穴。

督脉病：脊强、反折可取大椎、腰阳关、筋缩、命门诸穴。

要想用好本经取穴法，我们还是要认真过一遍五脏六腑的基本功能及十二经及奇经八脉的基本循行路径，如有相应脏腑功能出现病变，则在相应经穴上施灸，请不要因为以下内容太过基础枯燥而忽略，这基本功往往是出奇制胜的关键所在。

1. 从五脏的生理功能及经络的循行路径去认识经穴的作用

（1）心：心主血脉（可疏通经脉、活血止痛、调节心律），心主神明（可镇定安神、调节精神状态）。

心合脉，其华在面（可调面色苍白、晦暗、青紫）；开窍于舌（可治舌体病及语言功能发育迟缓或障碍）；喜为心志（可解郁），汗为心液（可治盗汗）。

手少阴心经：本经腧穴主要治疗心、胸、神志病及经脉循行部位的其他病证。如冠心病、心律不齐、高血压、脑动脉供血不足、脉管炎雷诺病；神经衰弱、多梦、自主神经功能紊乱、神经官能症忧郁症等；多汗症、咽炎、舌炎、声音嘶哑、顽固性口腔溃疡等。

手少阴心经循行：自心中起始，出来属于心系，向下贯穿膈肌，联络小肠。它的分支，从心系向上，挟着食道上端两旁，连系目系：它外行的主干，从心系上肺，斜走出于腋下（极泉穴），沿上肢内侧，行于手太阴肺经和手厥阴心包经的内侧，下行肘节（少海穴），沿前臂尺侧，到手掌后豌豆骨突起处（神门穴），进入掌中，沿小指桡侧出其末端（少冲穴）。脉气由此与手太阳小肠经相连。

心包。代心受邪（可安神、调节精神状态），主通血脉（可通冠脉改善心脏供血）。

手厥阴心包经：本经腧穴主要治疗心、胸、胃、神志病及经脉循行部位的其他病症。

手厥阴心包经循行：起于胸中，浅出属心包络，向下经过膈肌自胸至腹依次联络上、中、下三焦。其支脉，从胸部向外侧循行，至腋下 3 寸处，再向上抵达腋部，沿上臂内侧下行于手太阴、手少阴经之间，进入肘中，再向下到前臂，沿两筋之间，进入掌中，循行至中指的末端。一支脉从掌中分出，沿无名指到指端。

（2）肺：肺主气，司呼吸（可通血脉、养肺气、行气化湿），主宣发肃降（可止咳平喘），主通调水道（可治浮肿、水肿），肺朝百脉，主治节（可调整呼吸节律）。

肺主声，开窍于鼻（可开音、通鼻），肺合皮，其华在毛（可解表），忧悲为肺志（可解郁），涕为肺液（可治鼻病）。

手太阴肺经：本经腧穴主要治疗喉、胸、肺病及经脉循行部位的其他病症。如支气管炎、支气管哮喘、肺炎。浮肿、水肿；感冒、自汗、皮肤病、脱发；鼻炎、副鼻窦炎、咽炎、鼻咽炎、声音嘶哑、嗅觉失灵、便秘等。

手太阴肺经循行：自中焦的胃脘部起始，向下联络大肠，回过来沿着胃的上口，贯穿膈肌，入属肺脏，从肺系（气管、喉咙）横行出于胸壁外上方（中府穴），走向腋下，沿上臂前边外侧，行于手少阴心经和手厥阴心包经的外侧，下至肘中（尺泽穴），再沿前臂桡侧下行，至寸口（桡动脉搏动处），沿大鱼际外缘出拇指之桡侧端（少商穴）。它的支脉从腕后桡骨茎突上方（列缺穴）分出，经手背虎口部至食指桡侧端（商阳穴）。脉气由此与手阳明大肠经相接。

（3）脾：脾主运化水谷（可助消化、化生气血），主运化水液（可除湿消肿）；脾主统血（可止血），主升清（可提升一切下垂之器官组织）；脾合肉（可增肌），主四肢（可增力）。

脾开窍于口（可增进食欲、治口疮），其华在唇（可调唇色、治唇风），思为脾志（可增强思维能力、短期记忆力），涎为脾液（助消化）。

足太阴脾经：本经腧穴主治脾胃病、妇科、前阴病及经脉循行部位的其他病证。

足太阴脾经循行：起于足大趾内侧端（隐白穴），沿内侧赤白肉际，上行过内踝的前缘，沿小腿内侧正中线上行，在内踝上3寸处交出足厥阴肝经之前，向上沿小腿胫骨内缘，上行沿大腿内侧前缘，进入腹部（此处路过生殖系统），属脾，络胃，向上穿过膈肌，沿食道两旁，连舌本，散舌下。本经脉分支从胃别出，上行通过膈肌，注入心中，交于手少阴心经。

如胃脘痛、食则呕、嗳气、腹胀、便溏等；如月经过多、功能性子宫出血及其他出血性疾病；如舌根强痛、下肢内侧肿胀、厥冷、足大趾运动障碍等。

（4）肝：肝主疏泄（调畅情志、气机，促消化），肝藏血（养血止血）。肝合筋（可增力，力出于筋），其华在爪（可治甲病），怒为肝志（可平稳情绪），肝开窍于目（可治目病）。

足厥阴肝经循行（本经循行路线参考王居易之《经络医学概论》，与传统教材有所不同，见图14）：起于足大趾爪甲后丛毛处，沿足背向上至内踝前一

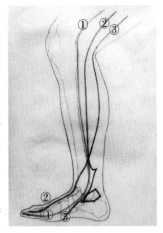

图14　肝脾肾经巡行路线
注：①为脾经、②为肝经、③为肾经。

寸处（中封穴），向上沿胫骨内缘，在内踝上三寸处交于小腿内侧正中线三阴交穴并行足太阴脾经之后沿小腿正中线直上（此为不同处），上行过膝内侧，沿大腿内侧中线进入阴毛中，绕阴器，至小腹，挟胃两旁，属肝，络胆，向上穿过膈肌，分布于胁肋部（可见胀痛），沿喉咙的后边，向上进入鼻咽部，上行连接目系出于额，上行与督脉会于头顶部。本经脉一分支从目系分出，下行于颊里，环绕在口唇的里边。又一分支从肝分出，穿过膈肌，向上注入肺，交于手太阴肺经。

本经腧穴主治肝胆病症、泌尿生殖系统、神经系统、眼科疾病和经脉所过部位的疾病。

如慢性肝炎、肝炎后综合征、胆道疾病、慢性胃炎等疾患。

如头晕、癫痫、肢体麻木、手足抽搐、面肌痉挛。

如遗精、月经不调、白带异常、疝气、遗尿、小便不利。

如青光眼、假性近视、结膜炎等。

如胸胁痛、腹胀、少腹痛、下肢痹痛等症。

（5）肾：肾藏精（可增强生殖能力、可提升整体精力），肾主水（可治水肿、可补水），肾主纳气（可增加呼吸功能），肾主骨、生髓、通脑、齿为骨之余（可治骨、髓、脑、齿之病变）。其华在发（可固发），肾开窍于耳和前后二阴（可增加听力、可通二便），恐为肾志（可提升胆量、战胜恐惧），唾为肾液（可治唾液分泌不足）。

足少阴肾经：本经腧穴主要治疗妇科、前阴、肾、肺、咽喉病证以及经脉循行部位的病症。如月经不调、阴挺、闭经、阳痿遗精；肾炎、水肿、腰膝酸痛、足跟痛、消化不良、五更泄、喘促、咽痛等。

足少阴肾经循行：起于足小趾下，斜行于足心（涌泉穴）出行于舟状骨粗隆之下，沿内踝后缘，分出进入足跟，向上沿小腿内侧后缘，至腘内侧，上股内侧后缘入脊内（长强穴），穿过脊柱，属肾，络膀胱。本经脉直行于腹腔内，从肾上行，穿过肝和膈肌，进入肺，沿喉咙，到舌根两旁。本经脉一分支从肺中分出，络心，注于胸中，交于手厥阴心包经。

2. 从六腑的生理功能及其经络的循行路径去认识经穴的作用

（1）胆：贮藏和排泄胆汁（可治胆病），胆主决断（选择困难症）。

足少阳胆经：本经腧穴主要治疗肝胆病，寒热，耳鸣、耳聋，口苦，胁肋胀满或作痛，偏头痛，喉痛，外眼角痛，颈及锁骨上窝肿痛，颈项强直，带状疱疹，腋下淋巴结肿大，股、膝、小腿外侧疼痛及第四足趾运动障碍。

足少阳胆经循行：起于眼外角（瞳子穴），向上达额角部，下行至耳后（风池穴），由颈侧，经肩，进入锁骨上窝。直行脉再走到腋下，沿胸腹侧面，在髋关节与眼外角支脉会合，然后沿下肢外侧中线下行。经外踝前，沿足背到足第四趾外侧端（窍阴穴）。有三分支：一支从耳（风池穴）穿过耳中，经耳前到眼角外；一支从外眼角分出，下走大迎穴，与手少阳三焦经会合于目眶下，下经颊车和颈部进入锁骨上窝，继续下行胸中，穿过膈肌，络肝属胆，沿胁肋到耻骨上缘阴毛边际（气冲穴），横入髋关节（环跳穴）；一支从足背（临泣穴）分出，沿第1～2跖骨间到大踇趾甲后（大敦穴），交与足厥阴肝经。

（2）胃：胃主受纳和腐熟水谷（可增强食欲，提升全身气血水平），胃气主降（可治气上冲、胃胀、大便不降），胃喜润恶燥（需要保持阴液）。

足阳明胃经循行：起于鼻翼旁（迎香穴），挟鼻上行，左右侧交会于鼻根部，旁行入目内眦，与足太阳经相交，向下沿鼻柱外侧，入上齿中，还出，挟口两旁，环绕嘴唇，在颏唇沟承浆穴处左右相交，退回沿下颌骨后下缘到大迎穴处，沿下颌角上行过耳前，经过上关穴（客主人），沿发际，至额前（络入脑）。

本经脉分支从大迎穴前方下行到人迎穴，沿喉咙向下后行至大椎，折向前行，入缺盆，下行穿过膈肌，属胃，络脾。直行向下一支是从缺盆出体表（靠近甲状腺），沿乳中线下行，挟脐两旁（旁开二寸）（平脐直下则路过生殖系统），下行至腹股沟外的气街穴。

本经脉又一分支从胃下口幽门处分出，沿腹腔内下行到气街穴，与直行之脉会合，而后下行大腿前侧，至膝膑沿下肢胫骨前缘下行至足背，入足第二趾外侧端（厉兑穴）。本经脉另一分支从膝下三寸处（足三里穴）分出，下行入中趾外侧端。又一分支从足背上冲阳穴分出，前行入足大趾内侧端（隐白穴），交于足太阴脾经。

本经腧穴主要治疗除治脾胃病（肠鸣腹胀，腹痛，胃痛，腹水，呕吐或消谷善饥，口渴）外，还能治鼻、目、齿、口唇、耳、额、大脑（癔症、抑郁症、发狂）、喉咙、甲状腺、乳房、膈肌、生殖系统、胸部及膝髌等本经循行部位疼痛。

（3）小肠：主受盛和化物（助消化吸收、提升全身气血水平），分别清浊（除湿，可滋阴血、乳汁）。

本经腧穴主要治疗头、项、耳、目、咽喉病，热病，神志病及经脉循行部位的其他病证。

如消化不良、腹泻、便秘、腹胀、胃肠功能紊乱等。小肠经与心经相表里，也可治疗心脏疾病。小肠主液，其经循颈，心经有热可移热于小肠，可治疗乳汁少、咽喉痛、口生疮、小便赤。

手太阳小肠经循行：经自手小指尺侧端（少泽穴）起始，沿手掌尺侧缘上行，出尺骨茎突，沿前臂后尺侧直上，出尺骨鹰嘴和肱骨内上踝之间（小海穴），向上沿上臂后内侧，出行到肩关节后面，绕行肩胛，在大椎穴与督脉相会，向前进入缺盆（锁骨上窝），深入体腔，联络心，沿着食道下行，贯穿膈肌，到达胃部，入属小肠。它的分支，从锁骨上窝沿颈上颊，到外眼角，折回来进入耳中（听宫穴）。另一条支脉，从面颊部分出，行至眶下，到达鼻根部的内眼角，然后斜行到颧部（颧髎穴）。脉气由此与足太阳膀胱经相接。

（4）大肠：传化糟粕（改善大便性状、助排便），大肠主津（可滋汗源）。

本经腧穴主要治疗头面、五官、咽喉病，神志病，热病及经脉循行部位的其他病症。如肠炎、肠功能紊乱、便秘、腹胀。肺与大肠相表里，还可治疗皮肤病、鼻咽部疾病、气管炎、支气管炎等症。

手阳明大肠经循行：自食指桡侧端（商阳穴）起始，沿食指桡侧上行，出走于两骨（第一、二掌骨）之间，进入两筋（伸拇长、短肌腱）之中（阳溪穴），沿着前臂桡侧，向上进入肘弯外侧（曲池穴），再沿上臂后边外侧上行，至肩部（肩髃穴），向后与督脉在大椎穴处相会，然后向前进入锁骨上窝，联络肺脏，向下贯穿膈肌，入属大肠。它的支脉，从锁骨上窝走向颈部，通过面颊，进入下齿中，回过来挟着口唇两旁，在人中处左右交叉，上挟鼻孔两旁（迎香穴）。脉气由此与足阳明胃经相接。

（5）膀胱：贮存和排泄尿液（可治尿频、尿急、尿痛、尿潴留、肾盂肾炎、夜尿症、尿失禁等）。

根据其经脉循行路径可知本经腧穴主要治疗头、项强痛，眼痛多泪、鼻塞、流涕、鼻血、痔疮、疟疾，经脉所过的背、腰、骶、大腿后侧、腘窝、腓肠肌等处疼痛，足小趾不能运用。

足太阳膀胱经循行：起始于内眼角，向上过额部，与督脉交会于头顶。其支脉，从头顶分出到耳上角。其直行经脉，从头顶入颅内络脑，再浅出沿枕项部下行，沿肩胛内侧脊柱两旁下行到达腰部，进入脊旁肌肉，入内络于肾，属于膀胱。一支脉从腰中分出，向下夹脊旁，通过臀部，进入腘窝中；一支脉从左右肩胛内侧分别下行，穿过脊旁肌肉，经过髋关节部，沿大腿外侧后缘下行，会合于腘窝内，向下通过腓肠肌，出外踝的后方，沿第5跖骨粗隆，至小趾的外侧末端。

（6）三焦：通行元气（可治火郁证），总司人体气化（调整全身脏腑功能），运行水液（代谢痰湿）。

本经腧穴主要治疗头侧部、耳、目、咽喉、胸胁病，热病及经脉循行部位的其他病证。

手少阳三焦经循行：起于无名指尺侧末端，向上经小指与无名指之间、手腕背侧，上达前臂外侧，沿桡骨和尺骨之间，过肘尖，沿上臂外侧上行至肩部，交出足少阳经之后，进入缺盆部，分布于胸中，散络于心包，向下通过横膈，从胸至腹，依次属上、中、下三焦。其支脉，从胸中分出，进入缺盆部，上行经颈项旁，经耳后直上出于耳上方，再下行至面颊部，到达眼眶下部。另一支脉，从耳后分出，进入耳中，再浅出到耳前，经上关、面颊到目外眦。

3. 奇恒之腑病变后的选穴方向

不同于六腑的六个器官的总称，包括脑、髓、骨、脉、胆、女子胞。其中脑、髓、骨由肾所主宰，脉由心主宰，胆为六腑之一，而女子胞就其生理功能而言，主月经、孕育胎儿，靠肝、脾、肾所主，故选穴可参考以上脏腑相关经穴。

4. 奇经八脉病变后的选穴方向

为任脉、督脉、冲脉、带脉、阴跷脉、阳跷脉、阴维脉、阳维脉的总称。它们与十二正经不同，既不直属脏腑，又无表里配合关系，其循行别道奇行，故称奇经。

其功能有：沟通十二经脉之间的联系；调节十二经气血的蓄积渗灌等作用。

任脉：行于腹面正中线，其脉多次与手足三阴及阴维脉交会，能总任一身之阴经，故称"阴脉之海"。任脉起于胞中，与女子妊娠有关，故有"任主胞胎"之说。主治病症：疝气、带下、腹中结块等。

督脉：行于背部正中，其脉多次与手足三阳经及阳维脉交会，能总督一身之阳经，故称为"阳脉之海"。督脉行于脊里，上行入脑，并从脊里分出属肾，它与脑、脊髓、肾又有密切联系。

主治病症：脊柱强痛，角弓反张等症。

冲脉：上至于头，下至于足，贯穿全身；成为气血的要冲，能调节十二经气血，故称"十二经脉之海"，又称"血海"。与妇女的月经有关。主治病症：腹部气逆而拘急。

带脉：起于季胁，斜向下行到带脉穴，绕身一周，如腰带，能约束纵行的诸脉。主治病症：腹满，腰部觉冷如坐水中。

阴跷脉、阳跷脉：跷，有轻健跷捷之意。有濡养眼目、司眼睑开合和下肢运动的功能。阴跷脉主治病症：入睡困难、癃闭，足内翻等。阳跷脉主治病症：多寐思睡，目痛，足外翻等。

阴维脉、阳维脉：维，有维系之意。阴维脉的功能是"维络诸阴"，主治病症：心痛，忧郁等。阳维脉的功能是"维络诸阳"，主治病症：恶寒发热，腰疼等。

八脉除任督二脉有自己的经穴之外，其余六脉并无自有经穴，不过有八脉交会穴各通一奇经，可调节八脉之生理功能。

脾经的公孙（通冲脉）、心包经的内关（通阴维脉）、小肠经的后溪（通督脉）、膀胱经的申脉（通阳跷脉）、胆经的足临泣（通带脉）、三焦经的外关（通阳维脉）、肺经的列缺（通任脉）、肾经的照海（通阴跷脉）。这些穴位临床上常配合应用，如公孙配内关治心、胸和胃部疾患，后溪配申脉治目内眦、颈项、耳、肩膊、小肠、膀胱部疾患，临泣配外关治目外眦、耳后、颊、颈、肩、胸膈部疾患，列缺配照海治咽喉、胸膈部疾患。

另历来有"八脉隶属于肝肾"又有"肝肾同源"说法，从临床角度看，也确实如此，故要调理八脉的功能，最根本还是要调整肾之阴阳，反过来说，"八脉"本身也能调理先天之肾。

其中任督二脉，最能调补先天之本，要熟练运用此二脉之经穴，任督二脉之经穴也常常是出奇制胜的法宝。

除此之外，临床还可以参考《彭注痈疽神妙灸经》的选穴方法。彭注所选之穴，在笔者看来，其实不仅仅只治痈疽，根据前文脏腑经络的功能，亦可治各科杂病。他针对不同痈疽所在的位置归经分经取穴，基本上是按经取穴施灸，括号内为其所选经穴或经外奇穴，有少部分是取表里经或同名经。

肺经：胃痈、胃疽（曲池）、肺痈（合谷、肾俞）。

大肠经：蜂窠疽（三间）、乳痈（足三里、肩髃）、颧疔（偏历）。

脾经：胁痈（冲门）、阴疽（商丘）、腹痈（箕门）、鱼口疽（大敦）、鹤膝风（三阴交、膝顶）、穿骨疽（大敦）。

胃经：发疽、牙痈（神授穴）、发疽（缺盆、伏兔）、唇疽（牦鼻）、牙疽（足外踝尖）、气毒流注（梁丘）。

心包经：胸疽（郄门）、肘痛（间使）、蛇头疔（内关）、鱼肚（合谷）、骨疽（合谷）、注节疔（合谷）、今疗（内关、间使）。

三焦经：鱼腮（四渎）、瘰（天井）、肩疽（会宗）、髎疽（会宗）、乐疽（腋门）、石榴疽（天井）。

心经：喉痛（少冲）、气痛（灵道）、臑疽（少海）、腋疽（少海）、穿骨疽（神门）、兑疽（神门）、喉风喉闭（少商、少冲）、喉毒悬痈（心俞）。

小肠经：侵脑（支正）、凤眉（阳谷）、黑疔（后溪）、鼻疔（腕骨）、项疽（天宗）、肩风（肩贞）、马口疮（掌后五寸半）。

肝经：咬骨疽（阴包）、透脑疽（膝关）、阴疽（中都）、玄疽（蠡沟）、裆疽（三阴交）、气癖（章门）、坐马痈（膝下外廉横骨尽处）。

胆经：马刀（剑巨穴）、挟瘿（肘尖）、瘰疬（金门、肩尖）、渊疽（阳陵泉）、附骨疽（悬钟）、鹤膝风（膝眼）。

肾经：心口疽（阴谷）、幽痈（筑宾）、赫痈（阴谷、筑宾）。

膀胱经：玉枕（风门）、发疽（心俞）、背疽（骑竹、马穴、委阳）、搭手（会阳）、肾痹（合阳）、阴疽（昆仑）。

任脉：虎须毒（直鼻上入发际七寸）、龙泉毒（百会直鼻上入发际五寸半）。

督脉：对口疽（神关）。

腧穴所在，主治所在

此为最常用、最实在之方法，因为穴位就在病变脏腑之附近，即可就近产生治疗作用。

1. 脏病多找背俞穴

背俞穴均在膀胱经背部第一线上，为双穴，也是施灸的最常用的穴位。背俞穴与脏腑有特殊联系，在临床上最能反映五脏六腑的虚实盛衰。当背俞穴局部出现各种异常反映，如结节、陷下、条索状物、压痛、过敏、出血点等变化时，往往反映相关脏腑的异常功能。因此，背俞穴对脏腑病症也有良好的治疗作用。

肺俞：宣肺理气、滋阴清热、疏经活络、祛风止痒，主治咳嗽、气喘、咯血、骨蒸潮热、盗汗等病症。

厥阴俞：疏通心脉、宽胸理气，主治心绞痛、心律不齐、胸痛、咳嗽、神经衰弱、呕吐、胃炎等病症。

心俞：宁心安神、宽胸理气、滋阴降火，主治心痛、惊悸、失眠、健忘、癫痫、咳嗽、吐血等病症。

肝俞：疏肝利胆、清肝明目、息风定志、活血止痉，主治黄疸、胸胁胀痛、目疾、背脊痛等病症。

胆俞：疏肝利胆、养阴补虚，主治黄疸、口苦、胁肋痛、肺痨、潮热病症。

脾俞：健脾利湿、舒筋活络，主治腹胀、腹泻、呕吐、痢疾、便血、背痛等病症。

胃俞：健脾和胃，主治胃脘痛、呕吐、腹胀、肠鸣、背痛等病症。

三焦俞：调三焦、利水道、益元气、强腰膝，主治水肿、小便不利、遗尿、腹水、肠鸣泄泻等病症。

肾俞：补肾填精，主治腰痛、遗尿、遗精、阳痿、月经不调、带下、耳鸣、耳聋等病症。

大肠俞：疏经活络、通调肠腑，主治腰腿痛、腹胀、腹泻、便秘等病症。

小肠俞：清热利湿、通调二便，主治痢疾、泄泻、疝气、痔疾等病症。

膀胱俞：通调膀胱、疏经活络、清热利湿，主治小便不利、遗尿、腰骶痛、腹泻、便秘等病症。

2. 腑病多找募穴

募穴之分布，有在本经者，有在他经者；有呈双穴者，有为单穴者。肺之募穴中府穴，胆之募穴日月穴，肾之募穴京门穴，肝之募穴期门穴，脾之募穴章门穴，大肠之募穴天枢穴，以上均为双穴。其余都分布于任脉，有心包之募穴膻中，心之募穴巨阙，胃之募穴中脘，三焦之募穴石门，小肠之募穴关元，膀胱之募穴中极。

以上均为单穴。六腑病证多取募穴治疗。如胃病多取中脘，大肠病多取天枢，膀胱病多取中极等。

脏腑之气与俞募穴是相互贯通的。因此，募穴主治性能与背俞穴有共同之处。募穴可以单独使用，也可与背俞穴配合使用，即谓之"俞募配穴"。同时俞募二穴也可相互诊察病证，作为协助诊断的一种方法。所谓"审募而察俞，察俞而诊募"。

对于肢体的痛证而言，局部选穴显得尤其重要，肩受凉，直接肩上灸；膝痛，直接膝上灸；踝扭伤，直接踝上灸……可以说，就是哪痛灸哪。可千万不要小看这种简单直接的选穴方法，往往能见到奇效。

常见疾病及症状的取穴经验

本文配穴虽然讲的是直接米粒灸，但要求不起疱不发疮，尤其是面部（易毁容）、关节处（影响关节功能）、关元（内裤边缘磨擦）、三阴交（裤脚磨擦）、足部穴位（鞋袜磨擦）等部位。

一、外感

发热。 发热一般不施灸，但若属风寒外感，有畏寒添衣、头紧痛、打喷嚏、流清涕、咳白稀痰、口淡（无咽痛）症状的，可以灸风池、大椎、风门、肺俞。

但若是发热，又伴怕热，并伴多汗、鼻孔呼气热、咽痛、头胀痛、口黏、流浓浊涕、咯黄痰等湿热症状，一定要慎灸，真要灸，最好也要综合应用各疗法。如灸，可选用大椎、曲池、孔最、中脘、天枢，必须同时配合服用甘露消毒丹清内热，才能更好地发挥出灸法透热的功效，多半灸后就会出一身黏汗，但笔者仍然坚持需慎灸。

咳嗽。 若有明确的着凉史，轻症咯白痰，灸大椎、风门、肺俞，小儿灸一个身柱即可，多半灸两三次即好。若是兼食积内伤，尤其是吃多了水果、雪糕之类，必须加灸一个中脘才行。至于咳黄痰者，灸大椎、曲池、尺泽下一横指、王氏列缺。咽痒，加灸天突。

二、内伤杂病

中风。 人在中风之前的一到四个月，常有先兆，如突然想说的话说不出来、拿的筷子突然掉落、一侧身子发麻、足胫处发酸、沉重、麻木等，可以灸足三里、上巨虚、下巨虚、绝骨，三五天灸一次，坚持两三个月，可预防中风。

一旦发现中风昏迷不省人事、喉咙有痰，应先扎十个手指尖

（十宣穴）放血，之后再施灸。选穴如下：百会、风池、大椎、肩井、肩髃、曲池、间使、环跳、足三里、绝骨，连灸数日，待病情稳定下来，再研究长治之法。

中风后遗症，可长期坚持灸百会、大椎、肾俞、肩髃、曲池、手三里、风市、膝眼、足三里、绝骨。

笔者父亲几年前发现有腔隙性脑梗死，无明显症状，就是失前忘后，脾气变得更加古怪暴躁，2022 年开始坚持每周灸百会、大椎、中脘、关元、足三里等穴，精神越来越好，连飞蚊症都几乎消失了。

另外，中风后大小便失禁、手掌张开、口张流涎、手脚冰凉者，宜隔盐多灸神阙，尚有一线生机。

2022 年 10 月，一位学员向我求助，其年届七十的母亲，进入轻度昏迷状态已月余。既往 2016 年有中风史，出院后，曾悬灸月余，恢复到可以独自坐起，并自行移位到轮椅上，但因太胖，并没有做过太多康复治疗，后长期卧床。久卧伤气，五脏逐渐虚损，直至月前变成轻度昏迷，10 月 17 日叫名眼睛不睁，但是可见眼球在动，不能说话，不太张嘴。10 月 18 日令学员灸百会、中脘，并无反应，改为隔盐灸神阙，艾炷做成宝塔状、如指头大，灸了大概三四壮后，患者出了一大口气，同时喂服人参煮的水，再接着施灸神阙穴，大概三十壮时，叫她可有回应"嗯"，并可睁开眼睛。

在接下来的数日，仍然施灸神阙穴，总共施灸两百余壮，其间睁开眼的时间增加，学员说在这一周的时间中，母亲已经在生死边缘，期望能够有多一点的清醒时间来交流。施灸后，她能有一些清醒的时间，并且记起了很久没见到的人，虽不能言语，但可以用活动眼球表达，也算完成了心愿。虽然未能挽回生命，但也算做到了临终关怀。

哮喘。我常灸两组，一组为背部定喘、肺俞、膈俞，另一组为腹部不容、梁门、太乙、巨阙、中脘、下脘、关元。两组轮流施灸，均可加灸足三里、太溪。需要坚持半年至两年以上，方有断根之可能，其间还须忌口。

肺结核。第一日可灸大椎、风门，第二日灸肺俞、膏肓，第三日灸膈俞、胆俞，第四日灸中脘、足三里，第五日又灸大椎、风门，如此轮回。其间若是口干，多吃百合，可煮粥、炒菜或煲成糖水。

心慌、心悸、心痛。若是烦躁易怒之实证，可于厥阴俞、心俞、巨阙、间使、内关处用小刮痧板或汤匙刮痧，不要求出痧，只求刮到酸胀感即可，刮二三十次后，再于五穴施灸。若是疲劳乏力之虚证，上五穴可直接施灸，再加灸中脘、关元、足三里。二尖瓣、三尖瓣反流者，也可照此方法施灸。

入睡困难。常见病机为阳不入阴，可灸百会、膏肓、膈俞、脾俞、神门、三阴交、王氏照海。王氏照海在内踝尖直下赤白肉际处，其为阴跷脉主穴，文献记载灸后能令多睡之人清醒，可笔者实际经验是灸后令人犯困思睡，故灸照海之后尽量不要开车，或不做需要集中精神的工作。

好卧思睡。最常见于加班族和作业多的学生群体，晚上睡不着，白天不想起，精神恍惚，可灸百会、大椎、肝俞、肾俞、中脘、关元、王氏申脉。王氏申脉，在外踝尖直下赤白肉际之处，此穴不要多灸，只灸一两壮即可，最好是在早上灸，若晚上灸，可令人睡眠变浅，整晚似睡非睡，但次日精神并不会变差。

郁证。是指由于情志不舒、气机郁滞所致，以心情抑郁、情绪不宁、胸部满闷、胸胁胀痛，或易怒易哭，或咽中如有异物梗塞等为主要临床表现的一类病证，心情抑郁宜灸百会、大椎、膏肓、中脘、通里、间使、足三里，尤其百会有安神作用，其他配穴可催生气血，气血一旦旺盛，不良情绪一扫而空；咽中异物感，多是冲脉之气上逆，宜灸廉泉、天突、内关、中脘、公孙。

癫狂。癫病以精神抑郁、表情淡漠、沉默痴呆、语无伦次、静而多喜为特征；狂病以精神亢奋、狂躁不安、喧扰不宁、骂詈毁物、动而多怒为特征。癫病用百会、大椎、身柱、中脘、关元、足三里；狂病用百会、中脘、曲池、三间、二间、少商、足三里、厉兑、隐白。

痫病。常突然倒地，口吐涎沫，手足痉挛，口里发出猪、羊的叫声。也有只表现为腹痛者，或轻微翻眼、手足痉挛。很多这类患者在感冒后就会诱发此症，因此平时要避风，此病归根结底还是神经系统发育不良或退化，要调的是脑，最好是通过任督二脉来调。

可选百会、身柱、筋缩、命门、腰奇、巨阙、中脘、关元、足三里、涌泉。不必一次性全选以上穴位，可交替选三五个穴，每穴三到五壮，三到五天灸一次，坚持三年。初灸三个月，精神面貌就有所改善，发作后恢复起来会快一点。

痴呆。其病发生多缓慢隐匿，记忆力减退是主要的核心症状。早期出现近记忆障碍，学习新事物的能力明显减退，严重者甚至找不到回家的路。随着病情的进一步发展，远记忆也受损。思维缓慢、贫乏，对一般事物的理解力和判断力越来越差，注意力日渐受损，可出现时间、地点和人物定向障碍，有时出现不能写字，不能识别人物。米粒灸可改善患者的精神状态，可长期坚持施灸百会、大椎、膏肓、脾俞、肾俞、中脘、关元、足三里。

呕吐、反酸、嗳气、胃痛、胃胀、腹痛、腹泻。只要是由于饮食或感染造成，无论寒热，均可灸内关、中脘、足三里，症状缓解之后，只灸中脘、足三里即可巩固。常灸中脘、足三里后，原来不能吃寒性食物，可变成能吃；原不能吃热性食物，亦变成可吃，寒热不忌，胃口大开。

胃下垂。注意饭要只吃七八分饱，常灸百会、大椎、胃俞、中脘、足三里。

大便干结。灸支沟、章门、天枢、关元、阳陵泉、照海，选两三个穴，轮流施灸，若大便干结不通伴便血且浑身燥热，可配合服用一清胶囊继续施灸，坚持两三个月可有改善。

肛门风。粪汁不自知漏于裤裆上，灸内外犊鼻。

痔疮。灸二白、孔最、命门及其旁开一寸处、承山，如能灸到长强则更好。

脱肛。灸百会、命门、长强，另隔盐灸神阙。

胁痛。部分有肝胆结石、脂肪肝的患者，可见于肝区闷痛，可选肝俞或胆俞、章门、足三里、阳陵泉，长期坚持，闷痛可逐渐消失。

黄疸。灸至阳、脾俞、胃俞、公孙。

尿热、尿痛。灸中极、至阴。

漏尿、尿床。在百会、身柱、命门、关元、中极、太溪中任取一两穴，轮流施灸，效果极佳。

癃闭。小便点滴难出，可灸大椎、气海、关元、中极、阴陵泉、三阴交。

遗精、阳痿。主选关元，长期施灸。配穴于百会、命门、肝俞、肾俞、大敦中选一二穴轮流施灸。

眩晕。无风不作眩，此风多由血虚阴虚而生；无痰不作眩，此痰多由脾虚不运继生之痰；无虚不作眩，此多由气血不荣于脑、骨髓不养于脑所致。风、痰、虚，这三个病机之中，以虚为本。百会，可止眩；关元、足三里补先后天；再加涌泉，引火下行。四穴配合，可有佳效。颤证治法雷同。

水肿。由心脏引起之水肿，宜灸大椎、膏肓、心俞、中脘、水分、关元、足三里；由肾脏引起之水肿，宜灸肾俞、命门、次髎、水分、中极、阴陵泉、三阴交。

盗汗。灸肺俞、膏肓、阴郄、后溪。其中阴郄止汗，常有奇效。

三、经络肢体病证类

头痛。需要分部位施灸，后头痛，灸后溪、昆仑、风池；偏头痛，灸率角、角孙、太阳、外关、足临泣；前额痛，灸中脘、曲池、合谷、足三里、内庭；头顶痛，灸涌泉；头重痛如有布包裹，灸大横、尺泽下一横指、阴陵泉；头痛如破（脑中如有无数刺针），遇劳累即发作，长期灸命门、关元，偶配太冲、丘墟。

面痛。先灸中渚、合谷、外关，面痛稍减，再灸下关、颊车、地仓、太阳，最后再灸曲池。

肩臂痛、腋痛、肘痛、手痛。取阿是穴，哪痛灸哪，灸后再灸风池、颈百劳、膈俞、肝俞，三天一次，坚持两周。如若灸治不愈，应该是气血两亏，不能养筋所致，改灸中脘、血海、足三里，慢慢收功。

腰腿痛。取肾俞、命门、关元俞、次髎、委中下两横指、太溪，三天一次，长期坚持，可慢慢收功。

脚气病。以两脚软弱无力，脚胫肿满强直，或虽不肿满而缓弱、麻木，甚至心胸悸动，进则危及生命为特征的一种疾病，灸足三里、三阴交、绝骨。

落枕、颈椎病。先灸王氏蠹沟，再灸阿是穴、风池、颈百劳、大杼、肩井，最后灸中脘、足三里、血海。

足底痛。灸命门、次髎、太溪、昆仑。

脊柱痛。灸大椎、陶道、身柱、神道、灵台、至阳、筋缩、中枢、脊中、悬枢、命门、腰阳关、次髎，每次选六七个穴，交替灸，两三天灸一次。

四、皮肤外科类

癣。可在圆癣正中施灸，如若不愈，可加灸肺俞、膈俞、曲池、血海、委中下两横指。

疖肿。直接在脓包上灸，痛灸至不痛，不痛灸至痛。再补灸身柱、曲池、二间、足三里、内庭。

阴疮。可直接在脓点上施灸，一般次日即可溃破。若常反复者，必须忌肥甘厚味。伴口苦易怒者，加灸大敦。

湿疹。局部选三四个点施灸，再灸尺泽下一横指、阴陵泉，或认清湿疹所在之经络，在相应经络上选一两穴施灸。

荨麻疹。选耳穴风溪，耳朵上的穴灸起来比较痛，艾炷要搓极细，但对荨麻疹效果好，再加灸耳尖，最后灸肺俞、膈俞、曲池、血海、委中下两横指。如果久治不愈，宜补，改灸中脘、关元、足三里、三阴交。

痤疮。宜常灸中脘、曲池、筑宾。

神经性皮炎（牛皮癣）、特应性皮炎。于皮损处选数个点，隔三五日小艾炷灸一次，并常灸肺俞、膈俞、曲池、血海、委中，久久见功。三月不效，改灸肾俞、关元、太溪。

疣、皮赘、鸡眼。直灸局部三五壮，常两三次即掉。直径小于5mm的痣，可直接在病灶上施灸，效果极佳。

手术疤痕作痛。在痛处施灸即可。

疝气。于肾俞、次髎、神阙（隔盐灸）、三角灸穴、关元、足三里、大敦、独阴中选二三穴轮流施灸。

肠痛（包含阑尾炎）。灸曲池、手三里、足三里、内庭，又灸局部压痛处。条件允许时，辨证下可配合服用大黄牡丹汤。

颌下或颈侧淋巴结肿痛。可灸肩井、肘尖。

撞伤血肿。在血肿处先用血糖仪采血针刺数下，少量放血，放血后即可在肿处中心及边缘上下左右施灸，消肿止痛效果佳。

小面积烫伤。可擦姜汁止痛，或擦紫金膏，上半身烫伤配合灸曲池，下半身烫伤配合灸血海。

冻疮。常灸病灶处。

五、妇人病证类

痛经。先灸关元、血海，若不能止痛，则再灸足三里、涌泉。

月经后期，总是错后。可灸肾俞、次髎、关元、子宫、阴陵泉、三阴交。

月经先期，总是提前。若是有热，可灸曲池、内庭，或是虚寒，则灸足三里。

闭经不来。可灸次髎、关元、子宫、阴陵泉、地机、合谷、三阴交、独阴。

月经崩漏。若气虚下陷之崩漏，尤其体现在加班或家务操劳之后，可只灸足三里；若是心中有气未消，肝气横逆下迫胞宫而崩漏，可灸四关（合谷、太冲）、大敦。若是气虚兼肝郁化火，则以足三里补虚、四关疏肝，三穴同用。若是无法分辨证型，可选奇穴"断红"（位于手背部，当第2、3掌骨之间，指端下1寸，握拳取之），每日一次，每次灸三壮，连灸三日观察，若经血逐渐减少，则坚持至月经收净。

外阴瘙痒或白带黄绿豆腐渣样。以中极为主穴，可配合次髎、足三里、蠡沟。

滑胎（总是自然流产）。若未怀孕，常灸肾俞、关元、子宫、足三里；若是孕早期怕流产，可灸府舍、足三里。

孕早期妊娠恶阻。可灸内关、中脘、足三里，孕晚期慎灸。

胎位不正。灸至阴。

难产。先灸百会，再灸至阴，又合谷、三阴交、太冲、独阴。

缺乳（奶水不足）。若是气虚、乏力、胸闷、胸口如石压之气虚证，选用关元、少泽、足三里；若是口苦、胁闷、乳房胀而奶水少，选用膻中、乳根，灸之当即奶下。

子宫下垂。先灸百会，再灸中极，又灸带脉。

六、儿科病证类

食积肚大（青蛙肚）。常灸身柱、中脘，尤其中脘，可消食，可消大肚。

发育缓慢。常灸身柱、脾俞、肾俞，亦可与身柱、命门、中脘、足三里，两组交替。

鸡胸。灸膻中。

龟背。灸身柱、肺俞。

夜间哭闹。灸百会，或身柱、中脘。

七、五官苗窍类

鼻塞、喷嚏、流涕。无论清浊涕，轻症均可灸上星穴，上星穴有极佳的通鼻窍功效（对腺样体肥大也有效），可谓专病专穴，单灸上星不得缓解，可加灸身柱、曲池，若是虚证则加足三里，若有食积则加中脘。

流鼻血。灸上星，或囟会。囟会有"血见愁"之称，止鼻血效果极佳。另外，灸后可另取一团艾绒塞于鼻孔，艾绒本身止血效果亦佳。若是灸上星、囟会不能止鼻血，再灸少商即可。最后仍然要辨寒热虚实，若是实热宜多配灸曲池、二间、三间，若是虚寒宜多配灸中脘、足三里。

鼻窦炎（伴前额痛）。灸上星，坚持灸，可取得效果，热加中脘、曲池、二间、内庭，寒加中脘、关元、足三里。

一切眼病。可灸大骨空、小骨空，此为特效穴，机理不明。

麦粒肿、霰粒肿。灸耳尖，一天不溃破，则加灸中脘、后溪、曲池、三间、二间。若是经验丰富的医师，可在眼睑脓点处，用半粒粟米大艾炷施灸一两壮。

眼干涩、眼痒、眼睑溃烂。灸睛明、瞳子髎、大骨空、小骨空，若是虚证加灸肝俞、膈俞，若是实证加灸中脘、曲池。

眼疲劳。灸睛明、瞳子髎、肝俞、脾俞、足三里。

新发近视、远视。灸大骨空、小骨空、肝俞、脾俞、肾俞、命门，若是经验丰富者，可用小规格艾炷加灸瞳子髎、睛明，灸二穴后，整个眼球多半能感觉到热乎乎的放松。体热重加灸曲池，体寒加灸中脘、足三里。

耳鸣、耳聋。先灸百会，百会能开脑窍也通耳窍，再灸风池，又灸外关、足临泣，坚持一两周，不效，再加灸命门或肾俞，因肾开窍于耳，从根上治。

脓耳。先灸外关、液门、合谷、曲池止耳痛，再灸听会、翳风、颊车局部取效，再用细艾条悬灸耳孔 10 分钟。

牙痛。先灸二间、合谷、曲池，痛止之后，经验丰富者可在面部加灸颊车、下关、地仓。若是虚人牙痛，则只灸中脘、足三里、太溪，他处不灸。

咽喉肿痛。取大椎、曲池、合谷、商阳、少商，不效则改灸通里、照海。

舌痛、味觉减退。取通里、太白。

口臭、口腔溃疡。取中脘、曲池、二间、足三里，此症最常由食积引发，中脘有消食之功，起到釜底抽薪的作用，此病也常虚实夹杂，伴有咽干者多加照海，虚人则足三里壮数增加。

唇风（唇炎）。灸中脘、曲池、承浆、地仓，若不愈，改灸中脘、足三里。

腮腺炎。先灸液门、合谷、外关，再灸耳尖、角孙、率谷，待面部痛感稍轻，于肿处中心及颊车再灸三壮。

八、养生灸

病后强身健体，主穴有两组。一组为大椎、关元，交通任督，类似于龟鹿二仙胶，可补先天。一组为中脘、足三里，开胃增食，补后天，类似于香砂六君丸。两组同灸或轮流交替灸，先后天同调，于身有大补之作用。

肺病保养，常用大椎、肺俞、膏肓、膈俞。

透热解毒，可选手部曲池、外关、合谷及各经荥穴、井穴。

艾性温中，能逐冷、理气、除湿、开郁、生肌、安胎，灸百病通十二经，回垂绝之阳气。

　　以下为笔者的医案为主，少量为米粒灸培训班学员在笔者指导或启发下应用的案例。

发热案

代某，男，4岁半，2023年3月31日早上初诊，一周前注射脊灰疫苗后又遇大雨大风，随后发热，服布洛芬颗粒热不退，连续两天高热39.2℃，再经小儿推拿清天河水后自行退热，又过两日，出现低热38.7℃，偶起风团，伴鼻塞、流涕、咳嗽，舌红苔腻，脉数，来门诊就诊。处米粒灸，选穴大椎、风门、中脘、曲池、合谷，各三壮。下午即恢复正常，三天后复诊，无发热，精神佳，夜啼亦好转。

发热无汗案

一6岁女娃，于头天晚上发热，不出汗，伴有头晕，家长做小儿推拿，退六腑、平肝清肺、清天河水，至天亮仍不退热。在看过笔者关于孔最穴的笔记之后，自行给孩子灸孔最穴两壮，因怕疼，未灸足三壮，至中午即开始汗出热退，但头仍晕。后食白粥，至晚上头晕缓解。

范医生按：热病，汗出不来，乃玄府不开，这是肺气受到外邪（无论寒邪热邪）侵袭，令肺卫之气郁闭。只要将毛孔打开即可，邪可去。灸法选用肺经之孔最穴以宣发肺卫之气，令玄府张开出汗而可退热。毕竟肺主皮毛，皮毛又为卫气宣发之所在。

《针灸资生经》：治热病汗不出，此穴（孔最）可灸三壮，即汗出。

胃肠感冒案

一4岁男孩，就诊时说一天前腹痛伴发热，但没有呕吐与腹泻，痛得烦躁不安，精神萎靡，早上家长给服了美林口服液亦不退烧，抱到笔者诊室来求诊，候诊时哭闹不休。舌红苔厚腻，大概率是胃肠湿热，灸大椎、曲池、中脘、天枢、内庭各三壮，灸后当下即不再腹痛，恢复精神玩手机去了，顺手又给他开了三剂清胃肠湿热的中药，在等待抓药的时候，烧就退了。一直到晚上8点半随访，体温正常。

范医生按： 为什么可以明确是外感呢？因为小儿的母亲头一天也在感冒发热，当天小孩和母亲睡，接着也发热了。可见，只要辨证准确，阳明湿热型感冒也可以灸。

感冒初起案

小男孩 4 岁，可能是头两天睡觉踢被子后着凉了，早上（2022年 8 月 16 日）起床，像感冒一样，流大量清水鼻涕，有极轻微的咳嗽，赶紧灸身柱三壮，喝了一些祛风寒化痰的固体饮料，就去上学了。晚上从幼儿园回来发现什么事也没有了。家长按照以往的经验，娃是不会恢复得这么利索的，常常会发展到咳、喘，要用上小青龙汤才能稳定，这次可能是灸了身柱的原因，好得特别快。

范医生按： 像这种明显的感冒初起（外感风寒），米粒灸身柱穴效果是极佳的，在临床上已经是成熟经验了。

咳嗽难愈案

2022 年 11 月，一位小学生，在感冒后留了个"小尾巴"——咳嗽，两三个月没好，正好碰学校放假在家，家长学着给孩子灸身柱，大概一周后才回过味来，留着的咳嗽尾巴不知什么时候好了。

范医生按： 久咳多虚，宜补。身柱为督脉穴，可补先天增强体质，又系于肺，可提升肺的宣肃功能。

母女咳喘案

某女，32 岁，家住广东省阳江市，2022 年 5 月 11 日来诊，三个月前她在当地医院被确诊为支气管哮喘，大体就在感冒后，越治越咳，变成哮喘。

患者咯黄痰，声音早都咳破了，成沙哑状，还有耳鸣。舌质淡红嫩，苔薄，脉沉。就笔者当时的看法，肺中还有热痰，应该排出去，不宜压制止咳，若把咳压住了，痰就在里面沤着，会变成热痰，这个痰就成黄绿色。

第一个任务就是要排痰，我用瓜蒌枳实汤。第二个就是有耳鸣，脉比较沉，金水是要相生的，金病久了，会累及肾，宜补肾水，用了六味地黄汤。

这两个合方，给开了七天。来复诊的时候说，头三天吃了拉水样便，第四天就自行缓解了，原来咯黄痰的，转为了白痰，效果还行。

就再守方，加清肺中痰热、开音的药对——穿破石、铁包金，这个是张忠德教授的师父甄梦初教授爱用的药对，也是司徒铃教授治声音嘶哑的药对。又开了七天。

5月25日三诊，说吃了药要上厕所，还在大量排痰。音哑好转了，但是咽痒、牙龈肿痛。这是胃火出来了，还是守方吧。

这次的药吃了后，夜间咯白痰，黏腻状，量少。晨起咳黄痰，咽痒。牙龈不肿，鼻不痒。双少腹隐痛。久坐时肛门发胀。入睡困难。腋下及大腿内侧瘙痒。大便每日排两次。

肛门发胀，常见气虚下陷。她的痰一直在排，开的药方以清痰热为主，可还是在化热，于是当天我决定再加温针，温通经络后，痰不易聚而生热。方中再加牛大力、五指毛桃补气。温针选穴：尺泽、太渊、阴陵泉、太溪、膻中。她说针后当天就感觉轻松。

一周后再复诊，白天已经不咳了，但是晚上咽痒咳嗽，咳得厉害还漏尿。睡眠已经正常，肛门不再坠胀。基于她的哮喘，咽痒多为水饮作祟，又调整了处方，加了小剂量的干姜、细辛、五味子。温针再守方一次，针后再施直接灸，选穴大椎、肺俞、肾俞，各五壮。

针灸后一周再复诊，咳嗽的频率再一次减少，就是呼吸的时候气管总有哮鸣音，自己听着可怕。此时我打算加强肾的纳气，改方仿金水六君煎，用养精种玉汤合六君子汤再加怀牛膝、五味子。

这次不用温针，仅用直接灸，用丝苗米大小的艾炷，在背俞穴上施灸，选定喘、身柱、肺俞、膈俞、肾俞、足三里各五壮。

一周以后复诊，出现了反弹，又咳回黄绿痰，还出现鼻塞、咽干。看来，无论是用药还是用灸，都过量了，已化热。方子再改为黄芪鳖甲散加味，以补气养阴兼清热痰为主，继续米粒灸，选穴减少，以大椎、肺俞、膈俞，各七壮。

一周后复诊，症状大减，仅剩早晚干咳，还是有咽痒。气管的哮鸣音变得很小了。再守方，仍灸前方，再加天突治咽痒。假以时日，必能痊愈。

整个疗程治下来，除了后面一次出现反弹以外，总体向好。笔者在病情出现反弹的时候，仍然坚持施灸，是因为我知道，这个直接灸的作用，有时候不是灸的因素，而是穴。绝大多数时候，穴的作用，都有双向调节，寒热均可用。

而这种直接灸呢，热力又很集中，透发之力很强，是可以做到"火郁发之"的，将内热通过穴位透发出来。加上根据笔者以往成功的经验，在有明显痰热的情况下，我仍坚持做直接灸，是因为古籍的记录都是用直接灸，照做才能遵循古法，才能验证医书。黄芪鳖甲散有没有用？有用。但我平素用这个方子，效果从来没有这么快过，灸药结合，效果就飞速了。

一同来治疗的，还有她4岁的女儿，也是5月11日来诊，当时她女儿是以慢性支气管炎半年来诊的。反反复复的气管里有痰，引起咳嗽，在某医院被诊为慢性支气管炎。还伴随的一个主要症状，就是大便干结。患儿舌淡嫩，脉弦细。舌脉给我提示的东西不多。按我以往的经验，迁延难缠的咳嗽加上便秘，一般是大肠湿热，通过经络传导到肺的，一定要调理好大肠功能才能治好咳嗽的。

笔者给患儿用了达原饮合瓜蒌枳实汤加减，七剂。吃了药后，咳嗽明显大减，但是遇到天气变化，阴雨大风，咳嗽又反复，而且出现腹痛。我在原方的基础上加了一点良附丸。结果吃了药后，咳嗽又加重了，胃还是痛。我觉得可能是用药量大了，就将原方制成丸子服用。

又吃了一周，还是咳嗽，但是频率减少了。我又改回了汤方，还是达原饮加味。服药后，大便慢慢变通畅了，同时咳嗽也好转了，就是时不时得清嗓子。

6月22日复诊时，我决定给她灸身柱穴。这个穴位，对于儿童来说，有强壮作用，身柱系于肺，可以通肺气，有强肺的作用。肺主皮毛，有抵御外邪的功能。肺变强了，就不容易感冒，就算得感冒，也很快就好。我还没有劝呢，家长就同意了。

（这里又要插播一下，这位家长，从小就接触过艾火疗法，小时候头痛，她母亲就会用艾火焠烫，一烫就好，可惜她不是学医的，学不会。）

之后，共灸三壮身柱，因为艾粒搓得极细，大约半粒米大小，所以这种程度的疼痛，患儿也能忍受，也基本上不起疱。

一周后来复诊，说咳嗽明显缓解，就是服前方的时候，有点胃痛，但大便变通畅变软了，虽然大便软了，却出现了肛裂。

于是我就又转用黄芪鳖甲散加味，跟她妈妈用一个方子，这是因为母女体质相近的原因。

后又来复诊，说上周没有咳嗽了，也没有胃痛了，但是期间吃了一次金猪（烤乳猪）后，又反复了，但症状比较轻。

到这里，基本上算是治愈了，就守方子，加了点独角金消食，再灸了五壮身柱。

经过灸身柱，患儿不仅体质增强了，咳嗽好转了，原本从小就粗糙又经常瘙痒的皮肤都变光滑了。

最后我的判断是不用再来复诊了，只要以后每周家长在家自行给孩子再灸身柱一次，坚持灸三四次，应该就可以治愈了。

据我的观察，很多患肺系疾病经常咳嗽的孩子，大多皮肤都不怎么好，通过灸治背部穴位后，大多数不仅咳嗽好转了，连皮肤也跟着好转，这也证明了"肺主皮毛"这一观点。

母女俩的肺系病，都是在正常用药的情况下，加上了米粒灸，治疗的速度就得到了明显的加快，这是我意想不到的。

以往我治疗哮喘，不仅疗程长以年计，而且最怕的就是天气变化，往往治得好好的，一变天，就又反复，但是现在通过灸治后，再服药，效果就比以往要快要更稳定，尤其是灸过身柱之后。

哮喘案

该患儿出生于 2016 年 7 月，半岁之后开始出现哮喘，自此开始奔波于各大医院吃药打针，中西医都看过，奈何病难除根。该患儿家长了解到笔者在 2022 年 6 月开始开展米粒灸门诊后，决定将孩子从郑州带到深圳来找我面诊并学习灸治哮喘的方法。以下是家长自己的讲述。

"我是一个6岁多孩子的妈妈，孩子从小咳喘缠身，坚持一段时间米粒灸后症状有了改善，我把我的经历写出来，希望能帮助更多的家庭和孩子。

孩子从小体弱多病，今年6岁多了，这6年多来，我心力交瘁，一直带着孩子求医，就是希望在孩子小的时候就把病治好，不让孩子一生受着哮喘的折磨。"

孩子于2022年国庆前后哮喘发作，当时通过范医生的米粒灸和汤药改善病情，后来坚持米粒灸和汤药治疗，从开始慢慢的咳喘减轻到现在孩子身体恢复；从孩子之前不能吃牛奶鸡蛋等过敏的食物，到现在跟正常孩子一样饮食。历时有4个多月。"

我仍记得初诊那天，家长跟我说的话："范老师，我是从郑州来的，一抢到号，我就定了机票来的，一会儿我还要赶回去上班，让孩子爸爸在这里陪着孩子，您多担待。"

我一直强调，慢性病，不可能一次治愈的，所以我也理解她当时的心情。

我当时看了一下孩子的面色和舌象，把了脉，并听家长诉说了孩子过往的经历，大致就有了方向。

"孩子从出生一个月的时候就开始出湿疹，先是头上，后来是面部，甚至流水结痂，当地的儿童医院检查说对牛奶、鸡蛋、菌类等过敏，之后孩子就没有吃过这些食物，湿疹是用激素治好的。但是半岁前拉肚子是孩子的家常便饭，一直都是西医治疗。直到孩子过了半岁，孩子开始出现咳嗽，最后是通过雾化、抗生素治疗一周治好的，后来医生告诉我，当时给孩子听诊的时候，孩子已经有点喘了。从此后就是漫长的求医之路，从最开始各个西医医院求诊，到后来的中医医院求诊，看病大夫从主治大夫，到最后的国家级主任专家，各个知名大夫，都看过。孩子的药更是没有断过，最开始是西药，后来就是中药汤药，基本每天都吃药，没有断。孩子的病情也从最开始的咳嗽到肺炎，再到一年发作几次哮喘，最后被医生定义为哮喘不能根治，只能控制不发作。孩子刚开始几年是吃着药状态能好一些，基本控制着哮喘不发作，到6岁多的时候，孩子吃着汤药，咳嗽还是没有断，尤其是换季，孩子处于咳嗽哮喘的高发期，感觉吃着药也控制不了。"

从湿疹开始，这是在表，又是拉肚子，常见于阳明经的湿热，久病之后，肺脾俱虚。于是我用甘露消毒丸、益胃丸（以升阳益胃汤为基础方，加一些补肾祛风化痰之药，制成药丸），并施以米粒灸，选穴百会、大椎、身柱、肺俞、天突、中脘、曲池，每穴三壮，灸后商阳、厉兑放血。选百会，是因为他的注意力不集中；大椎治虚，并除郁热；身柱本就治喘；肺俞也治喘；天突治喉中痰鸣；中脘治胃中湿热；曲池除阳明湿热。灸这么多穴，又怕上火，灸完之后，即在商阳穴、厉兑穴放血。

灸治之后，正气得到补充的人，邪气往往会被逼出来——曲池的旁边在第二天冒出来个水疱来，能发出来，就是好事。

"2022年9月26日那天，我们从郑州到深圳去找范医生求医，我的脑海里一直浮现着那天早上我在范医生诊室前候诊的样子，当时既有激动，又有忐忑，那是我第一次带着孩子去找范医生看诊。孩子当时的情况是咳嗽还没好利索，在家的时候夜里还有点喘，还有点流鼻血。当天范医生看过后当时的处方是：益胃丸（长期吃），甘露消毒丹（流鼻血时吃），米粒灸，灸后商阳、厉兑放血。米粒灸选穴是：百会、大椎、身柱、肺俞、天突、中脘、曲池。当时在门诊做了一次米粒灸。灸后孩子整体咳嗽少了，夜间咳嗽也少了，流鼻血也没有了。当时真的是觉得很神奇，天天吃药都没控制住，米粒灸了一次就减轻了。9月28日，又去面诊了一次，孩子因为咳嗽还有点尾巴，就每个穴位一壮，又灸了一次。"

治疗肺病、虚病，往往不能一帆风顺，遇到天气的变化或劳累，就会反复发作。有湿热，时间久了，常常会伤到气阴。所以，我觉得这个患儿的另一病机是肺的气阴受损，且肺中有痰热、湿热。

"9月30日（回郑州的第二天）夜里，孩子刚开始是一阵剧烈咳嗽，很深（应该是有痰咳不出），一阵剧烈咳嗽之后，孩子开始喘，嗓子里哮鸣音，胸腔里鸡鸣音，以我以往的经验孩子应该天亮之后就会止喘，但是早上孩子醒来之后咳喘并没有减轻。范医生给出了医嘱：黄芪 15g，党参 10g，茯苓 10g，炙甘草 6g，鳖甲 10g，地骨皮 10g，生地黄 10g，知母 10g，白芍 10g，麦冬 10g，柴胡 10g，肉桂 10g，法半夏 10g，紫菀 10g，三剂。孩子喝了药之后，再加上每天一次米粒灸，共三天，孩子的情况慢慢好转了。这次发作推测应该是去深圳玩了几天，身体疲劳导致哮喘发作。"

因此，我用黄芪鳖甲散养肺的气阴，又化肺中的痰热。这几个月，有突发状况就以此方加减，气虚厉害就加大黄芪用量，火热重就减黄芪量，有风就加点表解药，等等。平常呢，就以益胃丸作为扶正药。

其实呢，米粒灸本身，既可补正气，又能散火气，又能通经脉，要坚持，威力就会显现出来。

"上次的咳喘控制住后就开始了 5 天一次米粒灸和每日汤药。到 2023 年 2 月，历时四个多月，中间感染新冠半个月没有灸。孩子现在状态好很多了，不再是每天病恹恹的，也不再咳嗽不断，之前过敏的食物现在也可以吃了。看起来是个正常的孩子了。这对于我来说真的是不可思议的事情。"

看来，过敏体质，并不是终身的，通过合适的中医疗法进行合理的治疗，是可以回归到正常人的生活节奏的。

2023 年 2 月 9 日，家长反馈灸后开始出现尿床现象，新冠感染康复后又添梦呓梦游，尤其在挨家长训斥后易梦游，改灸：百会、大椎、身柱、脾俞、肾俞、曲池，以观后效。

此后两月，其间出现过一次反复，是因为饮食过量导致，灸前穴效果不佳，于是我将处方改为以中脘为主穴（巨阙、下脘、关元、梁门为配穴）的腹部穴，加强消食化积，从源头截断痰的产生，控制住了哮喘，至截稿时，患儿基本生活正常，没有再发哮喘。饮食上，鸡蛋天天吃，牛奶一周一到两次。我特意叮嘱不要蛋白质摄入过量。

心梗前兆案

某女，49 岁。因胸闷气短一周于 2022 年 10 月 12 日来诊。自诉在 2022 年 9 月 8 日，因为被社区人员急促敲门声惊醒后开始出现心悸。患者平素即有高血压，以舒张压偏高为主，口服降压药控制病情。

为什么患者会感到胸闷气短，笔者觉得和服药有关，降压药不仅把血压降下来，连心率也降下来了，她近一段时间体检时偶然发现心率仅为 47 次 / 分钟，自行监测近半月亦如此。心率变慢了，泵血就少，泵血少，全身各脏器就血虚。

因此，她除了胸闷气短之外，还有脑晕脑涨，后头胀痛，唇麻，背部神道穴痛，胸膈以下酸胀，潮热，舌淡嫩，苔薄，脉弱。这些伴随症状，无一不体现着血虚。

头晕脑涨，头部气血不足。唇麻，可能是神经组织缺血的表现，尤其可能是脑神经。背部神道穴所关联的脏腑为心，心率本就慢，故通心气的神道穴紧痛。胸膈以下酸胀，这种酸胀，是自觉所有脏器都下坠的感觉，有大气下陷之势。

米粒灸选穴如下：百会、风池、大椎、心俞、肾俞、关元、足三里。

边灸边缓解，头不晕了，后脑勺也不涨了，唇也不麻了，胸膈以下也不酸胀了，就是灸关元的时候，感觉心脏有点发紧，于是又加灸了膻中穴，马上感觉心脏部位也轻松了。再开点补脾肾的方子巩固。并叮嘱不要熬夜，不要做剧烈运动，情绪保持稳定，因为熬夜、运动、生气，无一不是加大血循环的行为，心脏受累，会分摊血液，这样大脑的供血就更不够了，以免发展为脑梗死。最后笔者还是要求她去做一个头部 CT 排查一下。

灸后的当天晚上，心率降到 38 次 / 分钟，但是人感觉很轻松，内脏没有下坠感。《黄帝内经》讲，陷下则灸之。下坠就是陷，灸过之后，下陷的气升上来了，内脏自然不下坠了。我当时有点害怕，心率这么慢，嘱患者次日还是要去做个心脏检查，别是房室传导阻滞或心梗死。

天亮去查，没有阻滞，而且心率恢复到 82 次 / 分钟，是正常心率了，但是心电图显示 ST-T 段有改变，提示有供血不足。

现在想来，心率变慢，应该是身体自己在调整阴阳之间的关系。次日人感觉也轻松很多，唇偶尔麻，继续施灸，选穴：百会、率谷、风池、大椎、心俞、肾俞、膻中、关元、足三里。灸完后患者反馈说：治疗前双唇麻而且持续时间长，现只剩下上唇偶尔会麻。原平躺胸口发紧的情况好转八成，但偶尔还会大口喘气。原头顶晕沉，发紧，全身疲劳乏力感比昨天明显缓解。后脑勺疼痛已痊愈，之前是早上 6～7 点会痛醒。背心神道穴，在昨日已经不痛。

再灸后，牙齿及小腿以下一直往外冒凉气排寒。

后又施灸一次，症状基本消除，半年后随访无复发。

心痛案

刘某，女，年 50 余岁，从新疆来深圳探视女儿。近二十年来常说心口疼，疲劳熬夜生气后会加重。脾气大，经常暴怒，其女诉患者常于发怒完就说自己心口疼，家里常备着速效救心丸。飞蚊症三年。入睡困难，有困意但不想入睡，中途易醒。平时头晕、头痛还怕风，十多年来靠戴帽子防风。腹部常有肠鸣，有气胀感。常年便秘，靠吃一种叫"XX果"的通便保健品，但停服则又开始便秘。

2022 年 10 月 19 日第一次进行米粒灸，选穴百合、风池、大椎、风门、膏肓、膻中、神封（有压痛为阿是穴）、中脘、天枢、关元、支沟、足三里，灸后心口疼当场消除。回家后即睡了个深沉的下午觉。当晚也熬不动夜了，十一点就困到不行，不得不睡觉，当天也不便秘了。

10 月 21 日仍灸上穴，诉其间心痛一次，自行按压左内关穴。刻下症：胸口觉得酸痛。大便偏干，排便无力。灸后缓解。

10 月 27 日仍灸上穴，其间无胸痛、心口痛，头晕、怕风改善，可不戴帽子出门，睡眠改善，大便正常。

11 月 4 日及 11 日，米粒灸选穴：中脘、天枢、关元、大骨空、足三里，飞蚊症明显减轻，无头晕头痛，睡眠可，梦多，精神可，肠鸣音偶有一两次，大便每天一次。

共做米粒灸五次，其女说除飞蚊症未完全治愈外，便秘完全好了，吃得香睡得也好，没什么不适了。

焦虑心悸案

女，36岁，自诉在2022年8月29日因为和娃生了气，动了怒，忍不住嘶吼，歇斯底里，全身发抖（患者自诉本来体质就是肝火旺，属易肝阳上亢型，遗传母亲的震颤，一生气或者情绪激动头就晃）。早上九点开会时患者开始心慌胸闷，自测脉搏一分钟85下，平时都是一分钟60下左右，喝了生脉饮，一小时后缓解，晚饭后又突然心慌，浑身无力胸闷，自觉肝气冲心，向笔者求助，我告知：艾条悬灸涌泉穴10分钟。

患者马上起身灸双脚涌泉穴各10分钟，灸的时候感觉脚掌到踝又麻又痒，像很多小虫往脚里钻，第一只脚大概灸了5分钟左右，胸口压大石头的感觉消失，呼吸顺畅，两只脚灸完胸不闷，灸点还有麻、跳动感。之后三四天，胸闷心慌仍偶有反复，仍旧悬灸涌泉穴，症状逐渐消失，随后隔三岔五米粒灸涌泉穴以收全功。

范医生按： 肾之经络由足底而起，上到前胸与心脏相近之穴位，有神藏、灵墟、神封诸穴，可直接作用于心脏。明显此案是由于肝气上冲所致，灸涌泉，有引肝火下行之用。涌泉，顾名思义，此穴之经气有如泉水涌出，刺激之，可刺激肾水涌出而涵肝木，令相火龙归大海。

入睡困难案

张某，男，年60余岁，来深圳探望女儿。主诉是入睡困难、焦虑紧张一年，平素口服阿普唑仑1片，服后即可入睡但睡不踏实，精神差，反应迟钝，双眼流泪有眼屎。患者于2022年10月19日第一次施行米粒灸，选穴百会、风池、风府、大椎、关元、足三里、三阴交、照海，灸后当天停服阿普唑仑可自主入睡，但是夜间易醒。

10月21日二诊，考虑到入睡仍较慢，需要中药辅助，查舌质极淡嫩，脉沉弱，系气血两亏，宜补气血，用归脾汤。米粒灸选穴：百会、中脘、关元、足三里。但当晚夜间易醒两次，醒后可重新入睡，白天精神状态可，不觉疲倦，反应速度明显较前好转。其女诉眼神有灵光。

10月27日灸后睡眠改善明显，无须再服用安眠药，半夜醒的次数减少，早上6点会醒一次，但可重新入睡，精神状态越来越好。

11月4日、11日仍处米粒灸，选穴：百会、肾俞、神门、大骨空、太溪、至阴，睡眠质量稳定，眼睛流泪明显减少。

其女诉患者本来不仅有焦虑症状，还长期吃安眠药，很依赖安眠药入睡，不吃就睡不着，但这药吃得整个人状态呆滞，反应迟钝。米粒灸第一次，当晚就能自主入睡，直接戒掉了安眠药。

胁痛案

案1

李某，女，30余岁。自诉左胁肋位置胀痛，气短，在笔者指导下灸肺俞、日月、阳陵泉三个穴，每灸一次，疼痛就减轻一点，逐渐就不痛了。由于平素身体问题比较多，体质也比较差，后面又加了足三里和三阴交，坚持了两个多月，身体的疲劳感慢慢没了，下班回家走路不会飘了。

范医生按：胁痛为何选肺俞，因为肺俞通肺经，而肺经是承肝经之气的（在十二经流注中，肝经之后为肺经），所以肺也总是承接肝的不正之气。胁痛，常见于肝气郁结，通过灸肺俞，是取堵不如疏之疏法，肺气通了，等于间接通了肝气。选肺俞，还因为肺主气，可补气改善气短，一穴两用，并非常法。至于日月与阳陵泉，均能疏肝利胆，为常用选穴。

案2

栾某，男，34岁。因胁痛四年来诊，时间不可谓不长。既往有脂肪肝，按理说脂肪肝一般无不适。平素易怒，神疲乏力，咽有异物感，晨起口干，有白痰，大便一天三次，不顺畅，时有左少腹痛，舌淡红，苔薄，脉左沉濡右稍滑。就从伴随的症状看，是很典型的肝气郁结，但大便状态及脉象看，又有脾虚之表现。治疗原则：疏肝健脾。选穴：肝俞、脾俞、足三里各9壮。汤药以四君子汤健脾并佐以香橼、佛手、玫瑰花疏肝。

范医生按：患者从 2023 年 2 月 15 日开始施灸，保持每天灸施，33 天后随访，中间因出差停灸 5 天，其余天数基本按时施米粒灸，胆囊位置此前一直有疼痛的感觉，最严重一次发病时，痛到车都不能开。但在米粒灸三天后到第 33 天，仅偶尔有一次感觉很轻的疼痛。原先有入睡困难，灸后每晚都睡得很香。嘱米粒灸可改为 3 到 5 天灸一次。

案 3

笔者一发小，肝胆区总觉得闷痛，持续时间长达近三年，曾在两年半之前找我开药，我以疏肝理气等药治之，服药三十余剂，不见效，便停药。两年后主动要求米粒灸，我嘱他要坚持，以肝俞、筋缩、胆俞、日月、期门、足三里、阳陵泉诸穴上，每次选上一两个穴位轮流给予施灸。断断续续坚持半年，发现只要灸一次，便可维持数日不痛，即使痛也很轻微，灸从久治，应坚持下去。

范医生按：曾要求患者去体检，未发现有肝功能异常、肝部占位病变、肝硬化、脂肪肝，亦无结石存在。仅平素有少量饮酒，体格偏胖。我又追问，说是两年前又受了点气，想来还属肝气郁结。

眩晕案

案 1

2022 年 6 月 10 日 6 点 30 分，一位患者紧急求助，诉：凌晨四点左右忽然头晕，作呕，坐、平躺、侧躺着都晕，低着头会稍好点。

笔者建议悬灸双侧涌泉穴。

患者回馈，半小时后有好转。我特意交代两小时后再灸一次。上午就有明显好转。我认为晕可能是阴不潜阳导致，多是累着的。果真，患者说可能是这段时间搬家累到了，颈椎也不太舒服。

在临床中，不管是颈椎还是腰椎，椎就是骨，肾主骨生髓，调肾经就行了。涌泉是肾经井穴，可以引在上浮越之阳，潜入足底而泻出。隔日再随访，患者诉无头晕目眩。仅偶头有恍惚，人乏力。后又来复诊，仅有轻微头晕，施米粒灸涌泉穴三壮而收全功。九个月后随访未再反复。

范医生按： 本案一开始并未让患者做米粒灸，主要是当时她不会操作，先用悬灸替代，所幸取得全功。笔者之所以敢在涌泉穴上直接灸，是有一晚我在学习《针灸资生经》时，内文说可灸三壮，当时我就想验证一下，在自己涌泉穴上灸了三壮，双脚温暖一夜，无比舒适，既然自灸无碍，就可以给患者应用，此穴亦可止顽固性头痛。

案 2

女，39 岁，职业是会计，所以比较忙，脑力劳动强度也大。主要是来看左侧的偏头痛，痛了 5 年，这是一个不短的时间。她发作的时候，是从头后部左侧的风池穴开始痛，向上沿着带状放射到头前眉头的攒竹穴。经常在没有休息好，或者情绪不佳的时候发作。除了头痛之外，还伴有头晕目眩，而且也呕吐，吐得还非常剧烈，一直要把胃里面的东西吐得空空的才能停止。

最近，睡眠差，多梦，也容易醒，胃口比较一般，平时不喜欢喝水，不喜饮是胃中有水饮的特点，大便是正常的，平时的月经量偏少、颜色偏暗。今年开始右侧耳朵出现了风吹一样的嗡嗡的声音，像这种伴有耳部症状的头痛，基本上能确诊为梅尼埃病。而她也确实在其他医院被诊为这个病，有对症治疗，中药也吃过，但效果一般，总之还是反复。

她的舌质是淡红嫩的，苔是薄的，脉偏沉缓，右脉大于左脉，我的判断还是脾阳虚生水饮，风痰入脑，所以开的方子是半夏白术天麻汤为主。但最主要起效的还是米粒灸。当时给她灸了这几个穴位：百会、风池、大椎、脾俞、肾俞、关元、足三里。

记得她是这么说的：施灸之前，头已经是有晕的症状了，感觉自己要发作起来，胃里面觉得堵堵的，想要吐，灸完之后全身热，到外面一走，自觉腿上也有热流，然后走路回家出了一身汗，马上就头清目明，全身通体舒泰。

一个星期之后复诊，说没有什么头痛了，睡眠明显变好，精神也好转，于是还是给她守方半夏白术天麻汤。头虽然不痛了，但是喉咙咽部多痰。这种多痰一般都是从胃里面上来的，胃常是寒的，一定要忌口，不要吃凉的，一吃凉的，马上生痰生饮，这个饮一到头就晕，一到肺部就咳。米粒灸在局部进行施灸，是最好的化痰的方法了，所以又再灸一次。

再隔半个月之后第三诊，说这36天以来，是这五年中头部最轻松的一段时间，没有发作过头痛，也不晕，还是有点痰。我反复告诫患者不要过食瓜果生冷，不然还是会犯。既然不晕，就以化痰为主，取穴如下：天突、巨厥、中脘、下脘、梁门、关元、足三里。总体效果十分满意，还带了一个同样是梅尼埃病的患者来诊。

偏头痛案

读六年级下学期的小姑娘（笔者大外甥女），在某天下午，突发右侧头痛，一阵一阵地痛，伴冒冷汗，持续时间五六小时。她比划着给我看，头痛的部位是从头临泣穴沿线一直痛到风池穴，这是经典的少阳经头痛，以前也偶尔头痛，但这次特别严重。

冒冷汗，多半是受了寒气。用灸法驱寒比较快。于是在外关穴灸三壮，艾炷如米粒大。灸后，再到关冲穴毫针点刺放血，这样邪就有了出路。灸完，针完，头痛即愈。道理非常简单——经络所过，主治所及。外关与关冲，都是少阳经所过，可治少阳头痛。

范医生按：这个经验直接让我大外甥女给学去了，2023年初一下学期，住校直接带着艾绒备用，正好遇到同学偏头痛发作，给人家灸外关、足临泣便治好了，得到了好评。后来又有另一同学腹泻，也直接给人家灸中脘，也治好了。简直成了班级里的"小大夫"。

头痛案

2022年的一个早上，笔者隐隐头痛，开车都不能集中精神，自摸头皮发凉，让学生给笔者灸百会七壮，头痛渐解，半小时后完全不痛，头皮温度恢复正常，而且头清目明，一早上上班，都莫名开心。

其实，头天晚上10点就开始痛了，还想看书，但坚持不住了，晚上11点就睡了。一般情况下，睡一觉就好了。但这次醒来，等到我八点半出门开车的时候，就又开始痛了。这种痛，就像是平时睡眠不足时引起的头痛，不是特别痛，但是困重，头很重。两个风池穴与后脖子也胀。

早上福田区很多学校开学，路上很堵，平常15分钟能开到的路，开了半个多小时，所以在车里吹的空调就久了。开车的时候，我都快要不能集中精神了，头很胀，很沉，很重，很痛，我用手摸自己的后脖子，感觉凉，又摸头顶，也凉。

往常没事时，我的手放在离我头皮一厘米甚至两厘米远的地方，就能感觉到我头部的蒸腾的热气，今天竟然是凉感，应该是着凉了。到医馆，叫学生给我灸百会。前面三壮的时候，没什么感觉，到第五壮的时候，感觉头部有点热了，到了第七壮的时候，热力就钻进脑子里了，马上头就松快了。

吃完早餐就开始看诊，半小时过去了，完全忘记了头痛。看病的时候，思维极其活跃，思路也特别清晰。有种头清目明的感觉，我再摸头皮，又恢复到平常的那种热气了。到了下班也不觉得累，而且心情特别好，回到家还哼起了歌。

我对百会的理解又深入了一层，这个穴位竟然能让人开心，那么如果搭配得当的话，抑郁症、焦虑症，我想也一定有它的用武之地。

后头痛案

女，34岁，头痛近二十年。从初中开始反复头痛，头痛的原因也是十分奇特，该患者发量巨多，全家就她头发最多，只要一扎头发，后脑勺是厚厚的一层。所以只要一遇热，后脑勺的热量就散不出去，长此以往，就把热气闷在了里面。这十几二十年来，只要一晒到太阳，或活动热身后，马上就会出现头热，头一热，就会胀痛，说像要爆炸一样，极度心烦，同时伴有全身出汗。

一日来我处就诊时，从地铁站走过来，一直觉得头痛。于是我决定在局部施灸，检查一下，发现是以强间穴为中心，成巴掌大片区胀痛。我决定在强间穴上施灸，艾绒搓米粒大，连灸七壮。灸后瞬间头目清醒，全身转凉爽。这个明明是热证，为什么灸后会产生凉感？因为穴位经灸后，就相当于开了个口子，把热气全放出去了，自然就产生了凉感。这就是火郁发之的作用。

偏头痛及头皮瘙痒案

女，33岁。半年以来长期头痛，重痛如包裹状，最痛点在百会穴偏左两指宽处，吹风受凉后头痛就会发作。这两个月自己常用刮痧板刮局部而缓解，但不能根除，没几天会反复发作，尤其以抑郁、焦虑时加重。

2022年9月26日第一次来诊。当时诉说伴随的症状有头皮瘙痒、头屑多，口甜，平时怕冷，尿短、色偏黄，胃胀、易打嗝，行经第一天时腹痛，经血有血块、色黑，排卵期时外阴红肿、痒。舌红，两边有瘀斑。

"因于湿，首如裹"，就是说，因为有湿气，所以头重重的像是被布绢包裹着痛。明显她这个头痛是有湿，郁久会化热，成了湿热，因此也会有头皮瘙痒掉皮屑。湿热下注又会导致尿热，外阴红、肿、痒。吹风受凉加重，又表示有风、有寒。胃胀、打嗝见于肝气郁结，也见于脾胃虚寒，就这位患者抑郁焦虑时头痛加重看，有肝郁的可能。

米粒灸选穴：百会、痛点（阿是穴）、风池、大椎、脾俞、肾俞、中脘、关元、中极、足三里。百会及阿是穴，可祛头风。大椎、风池，更增祛风之力。所有的穴位，经灸后，即变为邪气的出口，风寒湿热都可从孔穴出去。脾俞、肾俞，补后天和先天。中脘、足三里治胃胀。关元、中极，补肾的同时祛下焦湿热。灸后次日，痛点开始流黄水，连续流了两天后，头皮不再瘙痒，头屑减少，头痛减轻。湿与热流了两天，湿邪一去，头皮当然不痒了。

9月30日第二次施灸，选穴同上，口不再作甜。口甜多见于中焦湿热，灸中脘、足三里，加上头顶流的黄水，湿去七八，自然口不再作甜。10月12日，因他病来诊，诉近二十天来头未再作痛，自诉头痛已去。像尿热与外阴红肿，也已大大缓解。

妊娠期宫腔积液案

黎某，38岁，孕7周时来寻求保胎，当时腰酸、腹痛，并诉

2023 年 2 月 27 日查出宫腔积液 18mm×10mm，人觉疲劳，有轻微孕吐，虽然没有流血，但因有腰酸、腹痛，仍以先兆流产来治，我认为是肾气不固，有积液是肾不能主水，以补肾为主要治法。期间要注意休息，不能过于劳累。

米粒灸配穴：肾俞（补肾）、中脘（消食止吐）、府舍（健脾托胎）、足三里（补气），每穴 3～5 壮。汤药辅以理中汤合寿胎丸。

自 3 月 1 日至 6 日，连续灸疗，反馈每次灸完即腹痛与腰痛明显减轻，睡眠也有改善，但 B 超显示宫腔积液变为 23mm×13mm，较之前大了 5mm×3mm。

由于第一次治疗在两次检查之间，因此，不能判断治疗无效，而且不能排除的一种情况就是不进行灸疗的话，积液是否会变大？是否灸疗阻止了病情的发展，令其不再恶化？我认为是后者，因为患者主观感受是舒服的。于是我坚持守方，嘱患者在家自灸。

到了 3 月 15 日，B 超显示宫腔积液 25mm×11mm，跟上次 23mm×13mm 接近，没有再扩大。说明灸疗阻止了病情的发展。期间，患者仍有腰酸，但灸后即感觉轻松，不灸则疲劳。这时改为 3 天一次，每次仍为 3 壮。

到了 3 月 28 日，宫腔积液开始缩小了，由 22mm×13mm 缩小到 18mm×5mm。这时还有什么好怀疑的呢？再坚持就是了。又到了 4 月 26 日，因咳嗽来开药时，说积液在半个月前就完全吸收了。

妙不妙哉啊？米粒灸。

范医生按：在患者怀孕初期时，腹部是可以灸的，府舍是脾经之穴，灸之可有保胎之功。本书出版前，家属来报喜，10 月 7 日诞一 5.6 斤男宝，母子平安健康。

产后头痛案

女，30 岁，护士。2022 年 4 月 11 日来诊。主要症状是头痛八个月。八个多月前，生完孩子后，气血大亏，怕风，吹到风即头痛，脉细涩。脉细与涩，在产后大多代表着气血的亏虚，所以我给开了归脾汤加黄荆子，很快头痛就缓解了。但是出现了口臭，考虑胃中有湿热，于是配了甘露消毒丹做成的丸剂口服，仍服归脾汤加味，很快就头不痛了。

气血两亏，不能营养脑海，是为头痛。口臭不仅是吃补药的原因，还有坐月子吃过补品，胃中积热，胃热入脑，上攻髓海，是为头痛。因此，归脾汤补气血营养髓海，甘露消毒丹清积热除脑热、宁元神之府，共治头痛。

随后数月之间，头痛仍反复，甚至有一次笔者用到全蝎都不能除。考虑是肾精亏虚，肾主骨生髓，脑为髓海，补肾就能充髓海，于是又用龟鹿二仙胶，补任督二脉，填精补髓。头痛总体程度还是比以前要轻，但仍不稳定，时好时坏，令人心烦。

到了九月底，笔者加米粒灸百会、率谷、大椎、关元、足三里。发现用处不大，还是反复。我反思了一下，她还是气血太亏、肾精太亏，用穴过多的话，会分散掉气血肾精，反而不利于康复，必须精减穴位，集中优势兵力攻打病灶。后只选命门补督脉、关元补任脉，每穴灸10壮，并教会她和她老公，令其回家自灸。

要知道，灸从久，就是治疗的时间要久，才能见到功效，尤其是这种产后大虚的病，要慢慢补，不停地补。她回家后，三天灸一次，不到一个月就完全不痛了。

口水分泌多案

一患者晚上不能平躺，只要平躺着嘴里就泛口水，并且需要不停吞咽（以前稍微吃多了嘴里就泛口水，若遇到打嗝、噎得慌的情况，必须吃保和丸才能缓解一二）。后在笔者的指导下在足三里行米粒灸，刚开始是一天十壮小米粒灸，足三里穴处起很大的水疱，这种水疱就算结痂也要近一个月才消。她也不管，就继续灸，然后额头上开始起有脓包的痘痘，但也不管还是继续灸，如此坚持半年，口水多的毛病改善许多。刚开始是每天灸，后总起水疱，就改为一周两次，一次五壮，起疱的概率就减少了。

范医生按：此案还是中焦虚寒，再加灸中脘，恢复的速度可以加快。

胃胀案

女，30余岁，该患者胃动力比较差，晚饭要是多吃一点，必然会因胃胀引起入睡困难，一定要胃中食物排空了才能入睡，入睡时间常要一两小时，正是《黄帝内经》所载"胃不和则卧不安"的真实写照。

后来，跟笔者学了米粒灸，有一搭没一搭地灸，就只是难受了想起来灸一灸，如腿无力、脚后跟疼，灸足三里和太溪；如舌苔厚了就灸一灸尺泽、阴陵泉；如痰多灸丰隆；如平时保健，灸关元、气海、足三里。几个月后的一天，到朋友家聚会，三个女生喝了两瓶红酒，饭后又吃了好多水果，还喝了茶水，相安无事。如果放在以前，连茶水喝了都会难受。

胃凉案

女，30余岁，该患者十多年来，从来不敢喝凉水、吃凉的食物，吃个香蕉都得用微波炉转一圈，否则吃完必胃痛。在笔者的指导下，一开始自己灸上脘、中脘、下脘、关元、足三里，大体就是任脉和胃经上的穴位，隔三岔五地灸。就这么灸了两个多月。正好有一次，患者吃汤圆，把嗓子给烫着了，黏膜火辣辣的，接下来不能吃热的东西了，因为喝温水，嗓子都不好受，只能喝凉水，吃凉凉的饭，一度担心胃受不了，可这次真是神奇了，大冬天喝凉水也没什么事，破天荒这么多年来第一次吃了冰激凌。

范医生按：这几年患者弄的保暖的东西很多，如盐袋子、鹅卵石袋子、电热宝、热水袋、艾条悬灸，这些能当时暖暖胃，本质还解决不了问题。平时手指关节发凉、发疼，疼的时候就差点想放进烤箱里烤烤了，现也在各个关节直接放米粒灸，热力能渗透进去舒服很多，疼痛缓解一多半了，感叹这小小的米粒灸可解决了大问题。

胃口过旺案

一高中女娃，胃口旺盛，老是喊饿。米粒灸选穴：大椎、中脘、天枢、曲池、照海，平时上学没时间灸，放寒假期间灸了 5 次。上学第一周后放学回来没再说饿，随后三个月回访，亦未总喊饿。

范医生按：胃口过旺，常见于胃阴不足、胃火旺盛，中脘配曲池、天枢可泻阳明之火，照海可滋肾水。

大便不成形案

案1

笔者妹妹，37 岁，常年大便不成形，长期服用中药调理，效果不稳定。在笔者的指导下，打算自灸，选穴：中脘、天枢、关元、足三里、地机，各三到五壮，连续坚持十天。第六天时，加灸太溪。

大便即开始成形，从灸以后的一个月多，大便从来没有这么顺畅过，觉得效果比吃药还好。偶有入睡困难时，就停灸。

范医生按：这样的病案倒推一下，肯定是会认为属脾肾阳虚证，对不？当时有几天，天热，她吃了两块西瓜、一个梨，脸部和上眼睑马上就浮肿了，这就是阳虚不能代谢水湿，尤其是脾阳虚，当时可以吃温阳利水药，如胃苓汤，或理中汤加五苓散。可她自行服用了桂附地黄丸，勉强对证，但次日即引起肛裂，这就是说，不仅有脾肾阳虚，更有大肠湿热，故基础不扎实，是很难开好药的，变化也快。索性不吃药，用灸的方法，灸不用服药，无药力干扰大肠，灸的作用在经络，通过经络调理脏腑，反而没有药的副作用。后来我又改灸方，令其灸中脘、关元、足三里，三穴足矣。又补充，原先总有夜尿，间断施灸三穴后，已无夜尿。

案2

某女，产后一直腿脚酸软，2022 年 6 月咨询笔者，我当时的建议是在足三里施灸。在我的指导下，她断断续续灸了二十多天足三里，每次左右各灸三壮，每次灸完都感觉到有一股热气冲到髀关穴，腿脚酸软稍有改善，但不太明显。但最大的惊喜是，十多年的大便不成形治好了。在停灸一个月后，大便仍是成形的，效果稳定。从有便意开始就憋不住大便，到七月份，能坚持憋2分钟了。这些年吃了很多中药都没有能达到这样的效果。

范医生按：灸从久治，要见到效果，在于坚持，给经络足够的修复时间，虽然她的腿还没有恢复，但我相信，再坚持一段时间，必定会见到效果。笔者让她每月坚持灸七天足三里，每次灸三壮。两个月后，腿酸无力发作的频率明显减少。

新冠后遗腹泻案

段某，女。2023年3月24日因反复腹泻两月余，加重一周来诊。两个月前感染新冠病毒，愈后出现腹泻，尤其餐后，近一周加重，为水样便。同时伴有餐后胃中胀满感，夜间尿频影响睡眠，肛门有发冷感，大腿亦发凉，查舌淡红稍糙、尖瘀，脉稍滑。

这无疑是湿滞大肠。有湿会产生冷感，也可以改变大便性状。米粒灸取穴以阳明经为主，天枢、大巨、足三里，加胃募中脘升清降浊，再取中极治尿频。当灸完中极时，肛门凉感几乎是瞬间消失。三天后复诊，腹泻已愈。

尿频案

案1

一严姓患者，自诉尿频，着急生气或累了的时候就尿频尿急。笔者给出的意见是直接灸中极穴，中极为膀胱募穴，可调理膀胱的功能。她当晚睡前即灸了中极穴，又自行加灸了足三里穴，次日即没有明显的尿频感。其间又间断施灸，观察两个月，尿频愈。

案2

小朋友5岁多，尿频两个多月，一会儿一尿。比如现在在客厅玩玩具，有尿意，就去厕所尿，但是又尿不出几滴。尿完了，走出厕所，没走几步，又要回头去尿。最多忍个几分钟，就又想要去尿了，晚上还起夜。

这次来看病，是以失眠来的，总是入睡困难，还经常咬手指，大便又干，舌淡红，苔薄，脉细。从这个角度看，像是肝有火气，才会魂不藏于肝血之中，魂不守舍就入睡困难，咬手指甲就是一个佐证，脉细是肝血不足。

知道了是肝气的原因，肝经行于腹股沟绕生殖器，生殖器背后就是膀胱，肝气一旦下迫，就会压迫到膀胱，膀胱受到肝气的压迫，就会有尿意。我开的是疏肝的方子，又叮嘱一下，回去灸中极穴，中极穴是膀胱募穴，可改善膀胱的气化功能。

当晚家长就哄着小孩，在中极穴灸了三壮，灸完就把孩子"摁"在房间里，不准他出来小便，但似乎他的尿意马上就没有那么急了，忍了一会儿就睡了，当晚没有起夜，第二天就不出现尿频了，于是又灸了一次。总共也就灸了两次就好了。

这很像是心因性尿频（神经性尿频），其实不完全是，因为他还起夜，神经性尿频不怎么起夜。回想他在九月份就有过尿热、尿痛，皆因包皮过长而尿路感染，也就是当时治好了，不再尿热、尿痛，独独留下了尿频，越来越严重。这应该是膀胱的余热干扰了肝经，睡不好，加重了肝血的亏损，反过来又下迫膀胱。也可以理解为，一开始是尿路感染，治好后留下了心理阴影，变成了心因性尿频。

遗尿案

小朋友4岁，从小就开始尿床，夜夜包着尿不湿，晨起都发现有尿。伴随的症状有肛裂，这是常有的事。同时皮肤瘙痒、黏腻，舌红，苔腻，脉濡软。

这是典型的内有湿热。那么，这个湿热是停在哪呢？有膀胱的症状，应该是在膀胱。有肛裂的症状，也应该是在大肠。皮肤瘙痒是血分有郁热，也可能是肺有郁湿，因肺主皮毛，又肺为水之上源可通调水道，肺有湿热也可以导致尿频。

但是，笔者倾向于大肠有湿热。为什么？很多时候饮食是内生湿热的根源，而且概率比较大，饮食得进消化道啊，所以饮食之湿热最先入的就是阳明经，而她的肛裂就是很明显的指征。饮食的湿热也可以停在小肠，再由小肠通过经络传到同名经的膀胱上，于是也出现膀胱的湿热，才会尿频。

于是我定下了方向，中药处方如下：槟榔7g，厚朴7g，草果7g，知母7g，白芍7g，黄芩7g，炙甘草5g（达原饮清大肠湿热），地榆5g，槐花5g（凉大肠之血，可以治肛裂及便血），芦根5g，白茅根5g（清肺与膀胱之湿热），葫芦茶10g（消食化积以绝伤食再生湿热），7剂。

一周以后患儿家长反馈说，一周有三个晚上没有再起床了，而且皮肤瘙痒的状况明显改善，大便也变得顺畅了。于是让守方再吃一周。

又一周后，患儿只有一次起夜了，但是睡得不安稳，还是舌红苔腻。于是在前方的基础上，加了栀子3g，淡豆豉3g，用以除去心中之烦躁，让其睡得安稳一些。

第四周反馈憋尿的能力明显增强，但是皮肤依然干燥瘙痒。又在前方基础上再加丹皮5g，丹参10g，凉血活血。

最后，在征得家长和小朋友的同意之下，于身柱穴做米粒灸。实际上，我们做的是半粒米大的米粒灸。

将艾绒尽最大力气搓成小壮，大小仅为普通大米的二分之一甚至三分之一大，放置在涂抹了薄薄一层紫金膏的身柱穴上，连续给她灸了五壮。

第五周来复诊，说这次憋尿能力更好了，一周就仅一次起夜，而且皮肤瘙痒也明显改善。身柱系于肺，可以改善肺的气化功能。肺通调水道，所以肺强，则排尿可改善。肺主皮毛，所以肺强，皮肤的功能就增强，就可以改善皮肤的新陈代谢。

于是这周又做了一次身柱灸。灸后可以赖床了，平常早上一醒就要去小便的，这次可以赖一会儿床，撒会儿娇了。

范医生按： 肛裂常见大肠湿热，所以由此入手。大肠湿热，同名经相互影响，胃亦易湿热，即阳明湿热，阳明有热多见多汗，且汗偏黏，湿热之人入睡前也易出汗。阳明湿热，渗透到三焦膜原，又可通过三焦传到腠理（肌腠皮理，腠理亦为三焦气化的场所），所以常见皮肤瘙痒，皮损暗红。

三焦是津液代谢的中间环境，若有湿热，则饮水不能吸收，常直接尿出，这一点在《痰湿一去百病消》中也有专门讨论。所以在我看来，患者体内水液代谢异常，只要改善阳明的湿热，令湿热不再入侵三焦即可改善遗尿。但是久病易虚，我所用之药，无补，因湿热不除，难用补剂。后一想，用直接灸吧，无药之副作用，取身柱穴。身柱系于肺，通肺气，又是督脉之穴，能督一身之阳气，八脉又隶属于肝肾，所以身柱一灸，可补肺肾之阳，也就能改善膀胱之气化功能。又肺为水之上源，肺的气化正常，自然下焦水的气化也会恢复正常。肺主皮毛，肺气化正常了，皮肤瘙痒也会恢复，而且我也多配了一个皮肤病专穴曲池用以加强疗效。肺与大肠相表里，所以身柱也同时改善了大肠的功能。这并不是我灸身柱治尿床的第一个案例，所以我才这么笃定地治。

肾功能不全案

一个素来好脾气的人，怎么会越来越暴躁易怒呢？儿媳妇带着她（60余岁）来找笔者看病。十多年来，这位患者断断续续看了很多医生，越看越糟糕。有高血压病史，平时就胆小、惊恐、抑郁、焦虑，还常觉得心慌心悸，手脚乏力，平素入睡困难，眼睛自流泪，胃中似饥非饥、似酸非酸，大便是黏的。头有汗，身右侧多汗。后背凉，手脚冰凉。舌淡嫩，苔薄，脉弦细数。曾吃过升阳益胃颗粒，吃完后变得更暴躁易怒，而且头还痛。

说是前十年，都按疏肝解郁来治，一直进展不大。后面找我就直接说是肾功能不全，一说肾功能不全，我就知道为啥她之前会吃升阳益胃颗粒了，这好像是肾病科非常爱用的一个成药（或者院内制剂），有健脾祛风除湿的作用，对一些脾气虚型的肾病，效果是很好的。但是她吃了有明显的暴怒、头痛，这是将肝阳给升起来了，肝阳上亢。

所以，我认为她的病机是肝阳上亢、肝风内动。高血压提示患者素来有肝风，胃中似饥非饥、似酸非酸，就是中医的"嘈杂"。叶天士治嘈杂的一个医案里，用到一个方子，此方无名，我命名为"桑栀丹蔚汤"，用药为桑叶、栀子、丹皮、茺蔚子、石决明、生地黄，有平肝、镇肝、滋肾之作用。

早年我很不理解这个方子，一味治胃的药都没有，怎么能治胃病？等我临床治好一批患者后，再读《西溪书屋夜话录》就理解了。肝风平息后，就不会再乘克胃。肾功能不全的人，很多胃都会不舒服，平肝滋肾可间接治胃。那她的肝阳又是从何而起？

印象中的她，应该就是老实本分的客家妇女，可能有委屈自己忍了，不懂倾诉，憋出肝气，又或者是客家饭菜过咸伤肾，致水不涵木？

肾功能不全的人，久了就贫血，肝缺血的滋养，肝不藏血，就会血虚生风，肝风就会起来。肝风一起，人的性格就变。她还有一系列血虚的表现，手脚冰凉、手脚乏力、心悸十余年、入睡困难。所以，我想补血，那必然是用归脾汤。

于是两方合用，归脾汤以健脾补血，桑栀丹蔚汤以平肝滋肾。

【处方】黄芪 6g，当归 6g，党参 6g，白术 6g，茯苓 6g，炙甘草 3g，酸枣仁（打碎）6g，龙眼肉 6g，木香 3g，远志 3g，桑叶 3g，丹皮 3g，栀子 3g，茺蔚子 3g，石决明 6g，生地黄 6g。7 剂，日一剂，水煎服，早晚分服。

温针选穴：内关、公孙（八脉交会穴，专治胃心胸的问题）、足三里（补后天）。

第二周复诊，症状就开始减轻。在这个方案上，守治一个月，人的精神面貌就变了。到了 2 月中旬，家属反馈第二诊后，她发脾气的时候也大大减少了，恢复了没有生病前的好性情。她们家现在又过上了正常的生活。

那么她的肾功能怎么办？我决定用灸法善后，选一些补肾健胃的穴位，如大椎、中脘、关元、足三里，在家长期施治。到了 3 月末，验血报告示血肌酐已经恢复正常。

背凉案

何某，女，35 岁，自诉平时背部发凉，触诊检查，发现是以后背至阳穴为中心，呈巴掌大的片区发凉。当即于至阳穴上施以米粒灸，七壮灸完，后背即转暖。两个月后随访，诉再无出现过后背发凉。

落枕案

朋友的母亲，大椎附近胀痛一周，痛至不能平躺碰枕头，当下取大椎、阿是穴两穴，各 2 壮，一次解决，胀痛在灸完后当场就消失，可谓取效若神。

老寒腿案

案 1

某女，36 岁。虽然年仅 36 岁，却被"老寒腿"困扰多年，经常被同事取笑，自诉本人体质偏寒，生完孩子（剖宫产）之后气血虚，导致怕风怕凉，前两年夏天吹空调时都要穿秋裤，或穿戴护膝、护腕，转年春天发展为膝盖开始怕冷，摸着膝盖皮肤明显凉于其他部位，脚踝怕冷，经常睡觉都要戴护膝、穿袜子。

在笔者的指导下，开始灸足三里、太溪，三五天灸一次，灸了一个月就彻底离开护膝了，晚上睡觉也不用穿秋裤和袜子了，从开始灸后，再也没犯过，终于拥有了两条正常人的腿。

案 2

60 岁女士，这八年来，常常觉得膝关节冰凉，而且酸痛，有种说不上来的难受，尤其在晚上严重，有时会影响到睡眠，必须穿着护膝睡觉。原先在江苏居住，近几年为了带外孙，来深圳居住，发现这种膝关节酸痛的感觉更加严重了。自己回忆病根，大概是年轻的时候下地干活，夏天在田里插秧，水是温的，毛孔是张开的，干完活后就成了泥脚子。回到家，又直接用井水冲洗，这井水凉，顺着毛孔，凉气就进去了，毛孔受凉气一激，也就收缩了。这一张一缩之间，不仅凉气关里面了，连湿气也进去了，原来年轻时体质好，还可以压制湿气、凉气而不发病，现在年龄大了，又来到湿气更重的南方，这膝盖酸痛自然就加重了。

患者的女儿常带孩子到医馆做米粒灸，学会了施灸，便开始给老人家施灸。刚开始连续四天每天围着膝盖一圈灸，今天灸一个点，明天灸一个点，连着一周，晚上膝盖就不难受了。后来停了几天又开始有点反复，一反复了，她女儿就给她灸几个点，就这么十几天下来，膝关节酸痛得到了非常大的改善，现仅一条腿偶尔才会难受一下。虽然腿摸上去是凉的，但不如之前那么冰了。又坚持施灸数月时间，基本痊愈。

十年膝痛案

学员郝某反馈常年双膝疼痛，有滑膜炎，严重的时候不能下楼，不能抬腿。米粒灸阿是穴第一个月，每次都有强烈的排寒排湿反应，脚趾冰凉，袜子冰湿。

开始的时候贪多，双膝一下子就灸了50壮，当日疲惫不堪，但隔日发现膝盖肿胀开始消退，酸痛显著减少，令她感受到神奇，十分惊讶。

这应该是她对米粒灸开始产生强烈信心的起点，无论如何也会每周找时间给膝盖做米粒灸。她双膝现在灸的疤痕不少，看上去有点吓人，但真的帮她摆脱了十余年的病痛。

她持续灸了2个月，膝盖的浮肿消退很多，疼痛显著减弱减少。

新冠病毒感染后膝痛有所反复，也让她认识到去病如抽丝，即使是神仙一般的米粒灸，也不可能一蹴而就。新冠康复后一个月重新开始灸治双膝，慢慢又不痛了。

爬山伤膝案

2023年3月的一个周末，笔者一家四口爬山，下山的路比较陡，都是一级一级的台阶，海拔将近500米，下山大概花了40分钟左右，全程没有缓冲地段，都是台阶，下到最后十分钟时，膝关节就已经在作痛了，可以明显感觉到交叉韧带受到往前扯的那种力，两个膝关节就是痛，走不了路。其实这个时候，膝关节是发热的，当然了，我自己本身感觉不到它发热，但就是痛，最后跛着一个脚慢慢下山。下山后又陪娃打车去商超玩了两小时，本来以为休息两小时膝盖就好了，谁知在回家的平路上才发现，关节已经痛到很难走路，只能跛着走回家，两个膝关节都痛，只是一个轻一个重，就把这个重的脚绷直走。好不容易走回家，马上在血海、阳陵泉各灸两壮。

阳陵泉是筋会，主治全身之筋，而膝为筋之府，很多筋在膝关节上。同时我觉得应该濡养一下膝关节，让气血灌注一下，增加它的循环，所以我灸了血海，就是这两个穴位。

当我灸完血海的时候，整个膝关节像敷上了一块湿毛巾，凉飕飕的，但是又凉得很舒服。我当时是不知道自己膝关节在发热，但是你想，你不停地活动这个膝关节，里面肯定发热。就像你掰一根铁丝，反复掰弯抻直，次数多了铁丝那个掰弯处就会发热。膝关节其实也是一样的原理，反复屈伸活动后肯定是发热的。这时候的热，我不是用凉去压它，不是用冰块去敷这个膝关节，而是在膝关节附近上开穴，开完穴之后，我身体有足够的正气，就能把这个膝关节产生的热气透出来。

晚上灸完之后就睡觉，醒了之后膝关节就一切正常了，随后数月，没有任何的不舒服。

范医生按：后来有经验了，只要次日需要长时间步行，头一天就在腿部选穴先行施灸，不到半月，我们带两娃去珠海长隆国际海洋度假区玩，在园区走了两天，腿酸，及时施灸后，恢复得极快。

小腿酸胀案

2022年底，一学员的老公感染新冠病毒后当天诉说小腿酸胀导致不能睡觉，学员便给他在足三里穴处施米粒灸，灸了一壮就缓解了，灸完7壮就睡着了，连续灸了两天，小腿酸胀就好了。

小腿抽筋案

一读者的婆婆小腿肚总是感觉有点抽筋似的疼，在笔者的指导下，米粒灸第一天选在左右两个膝眼，各7壮，灸完症状就有所改善。第二天后又加灸足三里各11壮，即愈。

范医生按：很多自灸足三里的人都说过这样的感觉：虽然灸的只是一个小小的穴位，但通常整条腿都能感觉到暖洋洋的。所以，大部分下肢的病变，灸下肢任意的穴位对下肢不适都能有一定的改善。

足背痛案

一学员反馈，周末（2023 年 3 月 25 日）爬山时其家人的脚受力过大，回家后脚背疼到走路都成问题。学员在笔者的启发下，为家人足背处灸了一排，第二天已经不影响走路了，30 日已经可以去打羽毛球了。

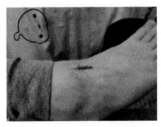

图15 足背痛案中的连发灸

范医生按： 此一排灸法，即我所说连发灸，穿透力非常强，非急非重不推荐使用。（图 15）

角膜上皮脱落案

曹女士，37 岁，居北京。2022 年 10 月初开始，患者感觉右眼睁不开，并有眼睑下坠，形成比较明显的大小眼，偶尔流泪，晚上症状会加剧。这种难受的症状持续了两周，随后去本地医院眼科就诊，医生给做了视力、眼压等一系列检查，都没有发现问题。最后医生用裂隙灯看出角膜有损伤，即诊断为角膜上皮脱落。眼科医生开了玻璃酸钠滴眼液、卡波姆滴眼液、重组牛碱性成纤维细胞生长因子滴眼液。使用眼药后，当时就有缓解，但隔一阵子右眼的异物感就会回来，尤其到晚上依然睁不开眼睛，很不舒服。用药一周后复查，眼科大夫说要继续用药。于是继续用药，但感觉始终无法完全康复，只能缓解于一时，疲惫后就会症状加重，觉得问题无法得到真正的解决。

2022 年 10 月 21 日 9：53 向笔者咨询，我给出的处方是米粒灸两个穴位：大拇指上的大骨空穴及小腿外侧的光明穴，并要求一小时后给出反馈。

患者于 10：50 反馈结果，灸完当时眼睛就感觉轻松一点，眼皮的涩感减弱。

当晚也用力按摩右腿肝经。不过隔天发现当时灸的光明穴并不准确，又重新灸了光明穴，症状继续缓解，尤其是晚上的眼皮异物感明显减少。

后来又自行加灸足三里以健胃，灸三阴交以补血，连续灸 5 天后，眼皮的异物感基本消失。

半年后随访未复发。

眼睑下垂案

2023 年 3 月 11 日，一大连患者感觉自己的右眼球向下看时有拉扯感，眼皮抬不起来，照镜子看眼皮还是正常睁开的，晚睡的时候感觉眼皮很硬，总之很不舒服。患者自行做眼保健操轮刮眼眶、按一下眉心，两个眼眶能缓解一下，也试过用温蒸汽熏眼睛、转转眼球，缓解之后还是不舒服。

3 月 18 日，患者诉前一晚睡得有点晚，感觉眼睛更难受了，怕有问题上午去了医院。去医院前，找到笔者的公众号查询相关案例，照猫画虎，选左右大骨空和光明穴各灸三壮。到了医院，医生检查说没有大问题，就是有点结膜充血。到了晚上感觉眼睛好一些，似乎没有异常了。3 月 20 日，眼睑可以正常活动。

范医生按：一切眼及眼周病变，均可选配大小骨空穴，常有意想不到之功效。

睑腺炎案

一学员的妻子患睑腺炎，患处化脓（脓未溃破），自行耳尖放血、中指绑绳，未果。最后米粒灸三间、后溪两穴，两次而愈。

范医生按：目下纲谓足阳明之经筋，统管眼之下部，所以阳明经的穴位可以管下眼睑。目上纲谓足太阳经筋的分支，统管眼之上部，所以太阳经的穴位可以管上眼睑。故阳明经的三间穴配合太阳经的后溪穴，可以改善眼睑的症状。这个穴对，常用于眼睑病变。

飞蚊症案

案 1

笔者的父亲有腔隙性脑梗死病史，经常脑子里有铃铛响一样的脑鸣，后来我妹坚持每周给他扎一次针，主穴是百会，大概半年后，脑鸣就基本上好了。但是针灸一直在进行，当成一种保健，免得人年龄再大一点易患痴呆或中风，我妹保持着每周给老人扎一次针，取穴大概是百会、合谷、足三里、太冲、太溪等。自从针灸近两年后，老人身体保持得还可以。

我前阵子发了一篇文章，是关于飞蚊症的。我爸才突然反应过来，他两只眼睛里飞了近二十年的"蜻蜓"，最近不见了。

我这才想起来，原来，我刚上大学那会儿，他就说他有飞蚊症，我当时查了一下资料，都说是衰老的一种变化，没有办法逆转。于是我就认为这是年龄大了的自然现象，没有当回事，慢慢就忘到脑后了。

虽说肝开窍于眼，但肝肾同源，往往要补肾，我也尝试过说用补肾的方法，这近二十年来，我爸没少喝过补肾的汤药。但这个飞蚊症始终得不到任何改变。

直到我这近一年来，开展了米粒灸门诊，并教会了我妹妹施灸，让她给我爸将针疗改为灸疗，常灸百会、命门、肾俞、关元、足三里等一些穴位。就在那天我发表了飞蚊症的推文后，他才意识到，自己的飞蚊症几乎好了。

原先是双眼都有飞"蜻蜓"，现在右眼完全没有，左眼要很努力去找，才会发现一丝丝蜻蜓的影子。可以说，再坚持一段时间，飞蚊症是可以完全灸好的。

如果你要问我哪个穴位起的作用大？我觉得，最重要的穴位是足三里，其次是曲池、中脘。

飞蚊症叫玻璃体混浊，中医叫"云雾移睛"，是有对应治疗方法的。

我已经在临床上发现数例，在灸过足三里后，飞蚊症得到明显改善甚至消失的案例了。

案2

总有人问我飞蚊症怎么治？笔者一直以为，这只是一种老化症状，是生理性的，不是病理性的，所以不需要治，要治也就补补肝肾，见效很慢。所以我通常回答得不是很清楚，因为我手头确实没有见过实效的患者。

有位老患者，看到我们这开展米粒灸保健，正好她妈妈（50多岁）从外地来看她，想要灸一下。她说：我妈心脏不太舒服、心口疼。经过灸治后（即前文心痛案的刘女士），没有再出现心口痛了，连飞蚊症也减轻了。

飞蚊症能减轻让我有点意外。等我分享此案时，这时我的一位33岁学员看到后，告诉我，她的飞蚊症也好了。这就奇怪了，我并没有专门针对她的飞蚊症来治。

2022年10月25日，她说：我右眼有飞蚊症，眼睛里面有一只小鱼游来游去，两三年了，现在没有了，这期间没经过什么治疗，就只是您教我用米粒灸而已。我上周还有症状，昨天和今天就没了，找了半天，眼睛里看不到小鱼了，具体原理不懂。于是我让她记录一下自己的自治过程。

2022年10月19日，她自诉脱发、掉发严重，入睡困难，眼睛时常干涩疲劳，产后眼周有斑，近两年斑有点严重。脚后跟时常隐隐疼痛，有甲状腺结节、乳腺增生、乳头凹陷。吃多了胃疼，有点胀，有幽门螺杆菌感染，高中时期有胆汁逆流性胃炎，一直到参加工作才好，自愈了。从小极瘦，最近两年开始发胖，胖到120斤左右，其实饭量并不大，吃得也不多。从小驼背。

这么多的零碎的信息，一时之间，我都不知道如何抓主症。但是我看到她说有过幽门螺杆菌感染，又有过胆汁逆流性胃炎，本来瘦的，突然胖起来，那么这个脾胃肯定是由于不运转，才会堆积出胖（痰湿），接着就会派生出许多问题。而且大多数症状跟胃经相关，于是我认定是中焦要先搞好，万事不决，先调脾胃。

故配穴：中脘、足三里。灸治疗法中，足三里是眼科要穴，有句口诀：年过三旬后，针灸眼便宽。也就是说，三十多岁以后，要保养眼睛，要常灸足三里（我这里的灸，指直接灸，不是艾条熏灸），视野能保持开阔，视力也能保持看得远。

她在灸后这样描述体感：灸足三里后腿周发暖，比较舒服。灸完中脘穴第一、第二天后，穴位及周围痛感强烈，隐隐作痛，按压有痛感。三天后，中脘的疼痛感开始减轻，变成隐隐的疼，一周后突然发现按压也不太疼了。

10月24日、10月25日观察发现，这两天伴随左眼三年的飞蚊症消失了，右眼经过几天的仔细端详还有一点轻微的症状，其间未有其他的治疗。此前试过多种办法，可以确定就是用米粒灸治好的。

这个中脘的反应在我看来比较有意义，她的症结点就是在胃，中脘是胃经的募穴，在这里施灸，能排出胃的垃圾。配上足三里，就增强了这个作用。

至于为什么能治飞蚊症，一是前人给出了经验，二是脾胃好了，营血能上充头面，能营养九窍，自然就能对抗衰老了。她还说脸上的斑淡了，这难道不是抗衰老吗？

鼻窒案

某女，6岁，从小就脾胃运化无力，积食发热都是家常便饭，自从家长开始说服她灸身柱后，体质就得到了改善。她比较配合，每次灸三壮，一周两三次，哪怕2022年感染新冠病毒也好得快，没吃任何退烧药，仅服了些祛湿热和消食的冲剂，一天半退烧后即活蹦乱跳。2023年开学上了一个月没请假，放在以前都是不可能的事儿。原来感冒后遗留的鼻炎症状（晚上睡觉鼻塞打呼、张口呼吸）咨询笔者后，在原来灸身柱的基础上，加灸上星穴，一周两到三次，慢慢地，鼻塞也好了，所以家长觉得腺样体肥大的孩子，真的不要盲目手术，坚持施灸，一定会给你不一样的惊喜。

范医生按：灸从久治，米粒灸虽火力小，但是资生元气，慢慢地修复身体，增强体质，所以一定要有足够的耐心。

鼻炎初起案

38岁女士，鼻炎犯了，打喷嚏、流鼻涕、头晕脑涨，本想来扎针，但因为医馆没有开门，笔者令其先自行灸身柱，由其母施灸，十来分钟即缓解不流涕了，再令灸大椎，最后灸上星，不一会儿，所有症状全部消除。在灸上星穴时，感觉特别舒服，头顶产生一片清凉感觉。后一月随访，未再犯。

范医生按：鼻炎患者常有郁热停留在前额部，灸上星、囟会，均可透前额之郁热，郁热一散，即会产生凉感。

鼻衄案

男孩，5岁半，体形偏瘦，胃纳不香，吃得少，吃肉不消化，爱吃青菜，平时容易感冒、咳嗽。得知范医生开展米粒灸门诊，听说灸身柱穴可预防感冒，于是在2022年暑假之前做了三次米粒灸——仅灸身柱穴，就是为了暑假出去玩而不感冒。反馈效果非常好，整个暑假东奔西跑上山下水都没有感冒。

但是到了10月入秋后，孩子开始隔三岔五流鼻血，鼻子痒、鼻屎多、打喷嚏，伴随着眼睛酸、流眼泪，晚上睡觉鼻塞。在笔者的指导下选穴：上星、身柱、中脘、曲池。经三次米粒灸后（一周灸一次），鼻炎症状已明显改善，流鼻血、鼻塞、鼻痒好了八九成，眼痒症状也消失了。

最近一次反复是因为连续三天外出吃了烤鱼、乳鸽，外加降温受凉感冒了，又出现鼻塞的症状，但不严重。家长反省还是要忌口，粗茶淡饭最安稳。又间断施灸，半年后反馈，基本没有鼻塞与流鼻血症状。

范医生按：常灸身柱穴，有预防感冒的作用，即便不能百分百抵抗感冒，也能让人在感冒后恢复得更快。其中上星穴，又是通鼻窍的关键穴。

鼻通气不畅案

男孩，8岁，来笔者门诊治疗过几次。治过颈部淋巴结肿大、入睡困难等症，既往有腺样体肥大，所以时常会感到鼻通气不畅。2022年8月15日来诊，诉口臭半月，夜卧不安，怕热，大便不畅，脉弦滑。方用小柴胡合达原

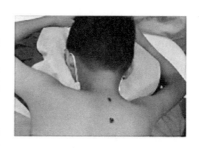

图16　上为大椎穴，下为身柱穴，红色为紫金膏

饮加减（清少阳阳明经湿热）。配合米粒灸身柱 5 壮，以通督脉阳气（图 16）。

2022 年 8 月 22 日复诊，诉已无口臭，睡眠明显好转，无夜间烦躁，大便较前改善。复诊时其母还特别强调，上次做完米粒灸效果非常好。

都有哪方面的改善呢？当时来诊，在做米粒灸前孩子仍会有鼻塞、流涕、头晕，自觉有闷热感（鼻子堵，呼吸不畅）。在施灸身柱穴后，当场鼻子就通气了，随后流涕、头晕和闷热感逐渐消失。在这几分钟的时间里，就解决了当即的不适感。

一周后复诊，孩子第 2 次做米粒灸，因小孩子第一次有了经验，这次表现得非常好，耐受程度明显提高。因此我们在身柱的基础上，加了大椎、肾俞。灸大椎 3 壮、身柱 5 壮、肾俞 3 壮。

这个小朋友因既往有腺样体肥大，阳明经受阻不通，在来诊前又吃了很多雪糕、生冷瓜果，体内就会产生寒湿，伤了阳，就用大椎和身柱来通阳。大椎和身柱，在督脉之上，大椎通三阳经，散寒气，身柱系于肺，通过调节表里可调理阳明气化。米粒灸这两个穴位也可以用来治疗鼻炎。肾与膀胱相表里，用肾俞穴既可以补肾水，肾又司二便，也可继续改善大便情况，同时通膀胱经助阳化气。

米粒灸用在小朋友身上常常见效迅速。虽然"灸者，久也"，但若辨证方向足够明确，有些急症见效很快，来诊的很多患者在仅仅几次米粒灸后收效良好。

范医生按：当然，所有的病症和治疗都因人而异，虽不能每个患者都能做到如此捷效，但不妨多试试，同时也需要患者在治疗期间多加观察和感受。主诉跟施灸所治，看起来风马牛不相及，但其实并不矛盾。患者主诉是口臭、大便不畅、畏热等，一派热象，正好可用柴胡达原饮，清少阳阳明湿热。

一开始我施灸的本意，是为了增强体质，提升免疫力，提高抗寒能力，改善消化能力，身柱这一个穴位就可以达到我的各项要求，所以首诊只灸一穴。身柱本身也能改善大肠的气化功能，若大肠气化正常，则排便正常，排便正常自然就不口臭了。主诉要治病，施灸要保健，两条路线并行不悖，都达到了我想要的效果。

牙龈肿痛案

一学员反馈：头天牙龈发炎，牙龈上长了一串溃疡，半边脸连带脑袋都疼得不行，睡前灸了商阳和合谷各2壮，次日早上醒来完全不疼了。

范医生按：牙龈问题多出于阳明经，选灸合谷、三间、二间、商阳，都可泄阳明之热。

嗅觉失灵案

一学员感染新冠病毒后，遗留嗅觉失灵，便自灸合谷、足三里，数日即恢复正常，连带着自汗也痊愈了。

范医生按：脾胃不和，九窍不通。足三里有健脾和胃之功，灸之可增强脾胃功能，气足则嗅觉恢复，气足自汗亦收。

口腔黏膜纤维化案

有个38岁的男性患者，嘴巴张不开，说是张口受阻6年了，医院诊为口腔黏膜纤维化。很简单的病史，发病之前有断断续续嚼过5年的槟榔。发病后就再没有嚼过槟榔了。2022年9月23日来诊时，嘴巴很难张开，连自己的中指都很艰难才能塞进去。

我当天对这个口腔黏膜纤维化的判断是瘀血。因为是食用槟榔，和药用槟榔是两码事，取的是槟榔幼果，带着硬壳，嚼起来很容易对口腔造成划伤，再加上上面附着的食品添加剂或者是香料，对口腔的刺激就更大了。我嚼过一次，太硬了，也不知道里面添加了啥，凉嗖嗖的，嚼完后我觉得胸闷。

长期吃，有划伤的嫌疑，我判断是瘀血。因此我的处方以活血化瘀、软坚散结为主，方子如下：鳖甲（打碎）20g，土鳖虫10g，僵蚕10g，桃仁（打碎）10g，丹参10g，柴胡10g，白芷3g，皂角刺10g，太子参10g。7剂。

我又考虑到，嚼完有凉感，应该还有寒邪，理应温经散寒，可以在面部施以直接灸，艾炷搓如米粒大。在日常宣教中，我都对患者说，米粒灸容易起水疱，所以患者也有恐惧心理，但实际操作中，只有很小一部分人才会起疱。

他听了我这个建议，思前想后，又看了我身上的灸痕，就决定豁出去了，大不了脸上留六个小疤，也比张不开口强。于是我建议米粒灸一次，取穴如下。局部：下关、颊车、地仓。循经取穴：合谷（合谷面口收）。各五壮，若能耐受，则加到七壮。

七天后复诊，发现并没有明显改善，但是他说，面部有轻松的感觉，张口时颞颌关节有咔咔的撕裂声。我又细看了舌苔，发现有裂纹，这还是有伤阴的地方在。故在原方基础上，又加龟甲15g。为了加强温经散寒的作用，米粒灸增加穴位大椎、手三里。

再一周后复诊，发现张口幅度明显增加，现在已经可以轻松地将自己的大拇指塞进嘴巴里了。原本白花花一片的口腔黏膜已经有部分转为血肉色，这是气血供应上来了。

又一周后复诊，自觉张口幅度又增加。原先牙刷不能伸进后槽牙，现总算可以将后牙刷干净了。原先，小笼包都塞不进，现可正常吃小笼包了。原先吃苹果，不能啃，要切小块塞进嘴里，现可以整个苹果啃。但服前方，舌会起疱。应该是前方中的白芷令其"上火"，去掉再守方。继续米粒灸，选穴：下关、地仓、颊车各五壮，大椎、臂臑、手五里、肘髎、曲池各七壮。

接下来的半年，一直坚持面部施灸，选穴为下关、地仓、颊车、合谷、足三里，偶尔改为针刺，慢慢地张口可以塞进两指，可以正常吃棒棒糖，原先因为口腔黏膜纤维化之后，对辣的刺激无感觉，吃多少辣椒都无事，现在黏膜的感觉在逐渐恢复，辣椒却是一口都吃不了了。

尽管这个病还没有完全治愈，但是灸从久治，慢慢来，一定能建全功。

咽痛案

刘某，女，成年人。2022年5月，反复咽痛不愈月余，尤其在吃辣或其他热性食物时即"上火"咽痛。在笔者的指导下，于5月

20日开始自灸，第一天在左合谷灸了三壮，没把握好火候，灸出个水疱。次日仍有咽痛，又试灸右手合谷五壮，对于咽痛仍没有改善。但是两三天后，咽痛就消失了，且吃辣也不痛了。不过左手起水疱的地方十多天的时候化脓了，挤了好几次才把脓挤干净，随后结痂，一个多月才掉。自此该患者对米粒灸的作用深信不疑。

范医生按：对于饮食造成的"上火"，定位基本上在阳明经无疑，所以选合谷很合理。

外阴瘙痒案

该患者外阴瘙痒两周余，极痒至难以入睡。之前因长期疲劳思睡来诊，又畏寒怕冷，上腹作痛，膝冷无力，舌淡嫩，脉紧缓，以肺脾肾阳虚作治，调以龟鹿二仙胶加味治疗，诸症明显缓解。但又出现外阴瘙痒，以阴唇前联合处为甚，并长有小阴疮。我仍处以龟鹿二仙胶加味为主。

在多年临床中，常见有老年妇女之外阴瘙痒或阴道内瘙痒，在医院按阴道炎（湿热下注）治疗效果不理想。笔者认为，老年人肾虚，虚而生风，痒为泻风，所以外阴痒，给予龟鹿二仙胶填补肾精，效果极好。

因此，虽然本案患者为三十余岁的青年人，但婚后有过产育的人多虚，我便按虚而治。明明主诉都好转，就是出现了个阴痒，严重影响睡眠。第三诊就诊时，我便说，试着做一次米粒灸，于是在中极穴连灸七壮。当下即缓解，后来回家，她又自灸了一次，就不再痒了。复诊告诉我效果后，我也觉得惊讶。为什么效果这么好？

其实我对中极的理解，一开始仅仅认为其为膀胱募穴而已，想着这是能灸的、最靠近外阴的、又不暴露隐私部位的穴位，遵循的是就近取穴原则。后笔者查阅《针灸大成》，在中极的主治中，明确有"阴痒而热"，所以取效就不是什么特别奇怪的事了。

任脉，在人体前方正中线上，她瘙痒的部位在正中线上，是任脉经过的地方，所以这个痒，就是任脉的病变。《灵枢·经脉》云："实则腹皮痛，虚则瘙痒。"

虽然说的是腹皮，但明摆着，其实整条任脉都可以有这种病理变化，就是虚了会痒，不管是腹皮，还是正前方的阴唇前联合处。奇经八脉均隶属于肝肾，所以用龟鹿二仙胶补肝肾，就能补八脉，补了八脉，就不会痒。中极为任脉穴，米粒灸中极也能补任脉，补了就能止痒，异曲同工。

我相信，龟鹿二仙胶加味，再守方数诊，也能治愈这个阴痒，毕竟身体要攒足正气，才能息内风。可灸中极呢？是直接在任脉上开了个口子，是一个减压阀，泄风的速度明显就比服药快。

经过我给她施灸后，她也学会了自灸保健。我给她配了穴：百会，大椎，中极，足三里，三阴交，太溪，涌泉。每周一次，一次3壮。灸完后，原本畏寒的她，在办事大厅，空调24℃左右的温度下，脚踝也不怎么感觉到酸冷，原来不怎么敢穿裙子的，后来有一天来复诊，竟穿裙子来了。

同时她告诉我，自己在家也自治阴疮。原来在外阴前面有一个小疖肿，时大时小，反反复复几个月，湿热的时候，特别是夏天出去跑业务，或者熬夜上火的时候就会发起来，但之前都是比较轻微的疼痛，一般休息几天，注意饮食，吃点下火茶就好了。这次在8月初，前期在刷题等考试，又加上脚撞伤，日常又喝冷饮、吃雪糕，突然就长得很大，在经过我这边施灸中极穴及服中药后消了，后面几天突然又猛长，持续三四天都不消肿，她就想，能不能直接在痛点施灸。

于是她就在那个小脓包上，直接施灸，试着灸，第一天在脓点上灸了7壮，出了一点点脓水，第二天灸11壮，灸的过程完全没感觉痛，灸后第三天流了很多脓水，当天又变小成米粒状，慢慢就消退了，大半年未再反复。

阴疮案

一位女学员，大阴唇上长了一个阴疮，有半年时间，时不时会痛，涂虎楼膏能缓解，但是硬结消不掉，过一阵又痛。此次发作，是在感染新型冠状病毒后，湿热下注，之前本身阴疮就有个口，有点组织液分泌。

笔者说可以在局部直接米粒灸，她就请家属给她灸，紫金膏打底，直接在阴疮上灸，一天 3 壮，灸了两天，没有流脓，但来例假了，就停灸，当时正好赶上月经，她也没仔细观察，月经走了后，就没有不适了，硬结也找不到了。

铜钱癣案

2022 年 9 月 8 日，一广西学员反馈，她婆婆手上长了一块癣，开始只有黄豆粒那么大，奇痒难忍，没处理，后来发展到花生粒那么大。家里有壮医药线，她婆婆自己点了药线粹灸四次左右，每天一次（期间伤口反复碰水），癣的面积越来越大，越来越痒。后来咨询了笔者，建议是癣中间连灸 3 壮。灸后又配合点了药线灸。就这个方法连做两次（癣面不能碰水），第三天结痂，也不痒了。（图 17）

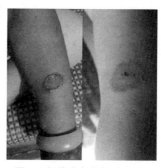

图17　铜钱癣灸前灸后对比图

足底湿疹案

李某，足底涌泉穴处有湿疹，反复不愈，尤其在熬夜后或吃得多、吃得杂时，会发作严重。在笔者的指导下，开始自灸足三里，连续施灸半个月后，湿疹就好了。后又坚持施灸，其实在第一周的时候就好了，后面是巩固。施灸的第三天，最先改善的是大便性状，是优秀的黄长松软便。

对了，同时改善的还有消化能力，灸之前，晚上吃火锅、烧烤都会睡不着，得等消化得差不多了才能入睡，比平时至少要晚睡 1 小时，这就是"胃不和则卧不安"。坚持施灸之后，突然发现吃完烧烤后竟然能正常入睡，可见消化能力是增强的。

荨麻疹案

男孩，16 岁，山东人，近两三年面部、颈前总起风团疙瘩，吃消痒止痒颗粒、抹药膏，还是反复。回忆起一年级时，有次跟着老师去春游（当地桃树多，桃花开后有花粉）后，回家眼睛就肿得睁不开了，从那以后每年春天都会眼皮过敏、瘙痒、红肿，并起荨麻疹。近两三年，眼不肿了，但面颈仍发风团瘙痒。既往幼儿园常感冒，常输液，后发展至过敏性哮喘。至问诊前，仍是容易感冒、咳喘。

2022 年 10 月 12 日，处以大椎、身柱、肺俞、膈俞、曲池各三壮。2023 年 4 月反馈：初始时，隔一天灸一次，慢慢地改成隔两天或者隔三天灸一次，感冒就停灸，断断续续的，灸到春天花季快过去了，也没有起荨麻疹。

范医生按：患者自小就肺气不足，肺气一虚，则容易感冒，其荨麻疹也是营卫不足所致，灸大椎、身柱、肺俞有补肺气之作用，而膈俞、曲池相配则可以治皮肤病。

施灸剂量过大案

王某，大概 2022 年 7 月初，到乡下的时候，开始自行做米粒灸，每天在足三里早晚各灸七壮，灸了大概四五天以后，她突然间发现自己的身体开始变得有劲，好多年身体都没有这么轻快过了。

于是她一直坚持灸了个把月，中间也有几天因为忙没灸的。但最后一周不知道怎么回事，每天坚持灸，但还是感觉身体没力气，然后就加到每天早晚各九壮，也还是不行，于是这几天干脆停一下，感觉更没力气了，自己猜测是不是最近消耗得太多了。

范医生按：这个案例是典型的贪功。灸，可以激发人体正气，用以维持各脏腑的运行，但是量不能过多，壮火食气，灸多了，会食（消耗）掉人体的正气，这时反而会出现疲劳的现象。少火资生元气，小小的火星子，却是能产生补气的效果，这个度的把握，一定要反复地琢磨。我之前说过"养痂"这个观点，就是灸后，灸疮结成的痂，不要去蹭掉它，只需要每日灸一小壮，便可保持这个痂不掉落，而痂既有隔痛的作用，又能导热进入穴位，只灸一壮，就可以产生微微的热感，达到少火生气的效果。就好比是行驶中汽车的惯性，隔一会儿，轻踩一下油门，即可滑行一段距离，不仅能走，还能省油，可若是一直加大油门跑，虽然也能到达目的地，但是油也消耗得快。按我目前的经验看，平素保养灸，最好是三五天灸一次比较合适，每次每穴 1～3 壮为宜。这种小火力，一般不上火，不食气，还能生气。

腰痛案

2022 年 8 月 18 日早上，一山东学员的婆婆起不来床，原因是感觉腰眼疼。据说 17 日晚上就疼，活动后能稍缓解，但早上反而更痛，起不来床。这几个月，这个学员常看笔者做米粒灸，就想，是否可以米粒灸几壮试试，实在不好再去医院。后来在我的指导下，便选了阿是穴和足三里，各灸五壮，灸完半小时婆婆就可以活动了。看婆婆好多了，她就上班去了。中午再打电话问了一下婆婆感觉如何，她婆婆说腰部非常舒服，足三里一周都有热感。次日回访，已愈。

甲沟炎案

2023 年 2 月底，一山东学员给她儿子剪指甲的时候不小心剪坏了，导致其患甲沟炎，一开始没太在意，等到 3 月 1 日晚上，孩子就疼得不敢走路了。学员去查看，发现孩子的脚趾又红又肿，大踇指不能弯曲，往上放艾绒都疼，一点不敢让人碰，用过氧化氢和碘伏抹过后，忍痛在甲床和甲沟上每个地方灸三壮，灸后涂上紫金膏，用纸包好，嘱咐其把脚垫高睡觉（当时忘了拍照）。2 日晚上放学回来，患处疼痛轻多了，而且出脓了，又灸了 9 壮。3 日中午放学回来说不疼了，在红肿外围又灸了 9 壮。4 日早上一点也不疼了，红肿也消了，又灸了 5 壮收尾。（图 18）

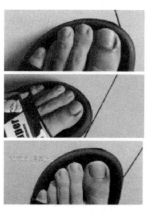

图18 甲沟炎案灸前灸后对比图

133

疣案

一李姓学员，她的朋友得了跖疣，两只脚板上一共 11 个，陆陆续续治了一圈，还包了药，都没治好。便问到李同学意见，建议试试米粒灸，灸之前先用单面刀片将跖疣上厚厚的角质层削掉，然后在上面施灸。

第一天，先给最大的一个跖疣施灸，一直灸到第五壮才知道疼。第二天发现硬块消了很多，并且说走路不那么痛了，信心大增，准备重复操作。先用刀片挖掉了蜂窝状的东西后，等再灸时就直接喊疼了，敏感了很多。再巩固了两天。前后三次施灸，用时一个多星期就全好了，观察月余未复发。

范医生按：关于疣，用米粒灸治，效果极佳。笔者近左侧承泣穴上，有一小米粒大的疣，仅灸两壮，数日后自行掉落。笔者母亲面部左侧大迎穴长一黄豆大的疣，疣如花生大，按照"不痛灸至痛，痛灸至不痛"原则，特意调大规格，用绿豆大的艾炷灸五六壮，三四个月的时间，共灸七八次，便慢慢缩小至不可见，原本晦暗的脸色都转为有光泽了。笔者父亲左侧气户穴长一绿豆大的疣，仅灸两次，一周左右即掉落。

皮脂腺囊肿案

笔者一位学员的朋友，背上长了一个肿块，在左侧厥阴俞附近，中间有点青，质地硬，好几年了，一直不消。从她的描述看，应该是皮脂腺囊肿。

皮脂腺囊肿俗称"粉瘤"，主要由于皮脂腺排泄管阻塞，皮脂腺囊状上皮被逐渐增多的内容物膨胀所形成的潴留性囊肿。小者数毫米，大者近 10 厘米。中等硬度，有弹性，高出皮面，与皮肤有粘连，不易推动，表面光滑，无波动感，其中心部位有针头大脐孔凹样开口。

几年前，我曾在公众号教过大家使用揿针治疗皮脂腺囊肿，她坚持数月都无作用。隔了几年，我再一次在公众号介绍米粒灸，也在学员群里传授使用方法，她在囊肿的高处施灸，三次囊肿完全脱落。时隔数年，囊肿色青，这是有寒，痰核不通，采用米粒灸正对症。

第一次灸了十余壮，灸时不易感觉到疼痛，到后边才有些痛感（这个灸量是对的，不痛灸至痛，或痛灸至不痛，就是火候刚刚好）。灸后明显觉得痰核变软了，内核变小了。

隔了数周，再做第二次，由于时间关系，当时仅灸六壮，这次感觉比较热且痛。接下来几天，发现痰核周围开始出现白色的东西，像脓，未做处理。

于是进行第三次施灸，五壮，又隔了数日，洗澡时不小心戳破了皮，使用医用棉签进行清理，发现整个囊肿变成一个白色的像豆腐渣一样的一团东西，可以用棉签挑出来。挑出内容物后，原先皮损处便留下了一个坑，坑底是新生的皮肤。

也就是说，痰核彻底从背上排出来了，接下来的数日，病灶处的皮肤就像充气的气球一样，开始慢慢填充这个坑（符合陷下则灸之）。

他这个囊肿是怎么来的呢？原先他有胃病，得了胃溃疡之后长了囊肿。胃病嘛，脾胃运化失常，最容易生痰了，只是这个痰核就随着经络走到了背上。两年前，经中医调理，服了半年药，把胃病治好了，但是这个囊肿就留了下来。这其实属于经络病，痰核留滞于经络，服药有时候达不到效果，用针或灸的方法，反而是最适合的。当然了，也可以去找西医手术，切个口子，挤出来。

范医生按：一位姓郑的读者，看了我写的医案后，也想尝试一下。她背上有一个皮脂腺囊肿，是2016年前长的，本来一直想去手术，但怕痛没敢去，可不去吧又怕长大，后面还是要去，就这么患得患失，结果看了我分享的医案，就找人给米粒灸，灸第一次之后，过了三天，囊肿破了个大洞，里面的东西就自己出来了。

眼周湿疹案

一位读者，在2022年夏天时眼周长湿疹，总也不除根。上眼皮属脾、下眼皮属胃，这眼周长湿疹，就是脾胃湿热。见我曾经灸过足三里、太溪、厉兑、隐白四个穴位治疗湿疹，她也想试试。当时在老家没有艾绒，但是有晒干了的艾，就揪了几片叶子搓了小米粒大小的艾炷，用药膏固定在穴位上来灸，灸一只脚的时候就感觉有气往外排，灸完有两三个小时，脚就开始变暖了，一整个晚上脚都是热乎乎的。第二天起来眼周就没那么痒了，连灸了一个星期，眼周的湿疹就好了。

黄褐斑案

胡某，成年人。为笔者学员，外眼角侧长黄褐斑年余，我指导其在斑处施灸，并灸合谷、足三里，每次各三五壮，每周灸两三次，月余之后，斑转淡。

皮肤瘙痒案

一学员的老公总是后背、腰间、脚背、小腿这痒那痒，酒后更甚，灸曲池、血海、膈俞，灸期间还是痒，坚持连灸了7天，即停止施灸，大概过了10天左右感觉不痒了。随后发现喝酒也不痒，之前可是边喝边挠。

足跟干裂案

我的童年，尤其寒暑假，基本上都在外婆家度过。有一阵子，我晚上跟着外公睡，有一天，我看到他坐在床边，用小刀子，削自己的脚后跟，那皮一片一片地被削掉。我问他，不痛吗？他说，这是死皮，不痛。

我才知道，原来人的脚后跟，可以长那么厚的死皮。我想，可能是他下地干活比较多的缘故吧。岁月变迁，外公过世也有二十多年了，我的脚后跟也开始长死皮了。

原来，我没有下地干活也会长死皮，只是没有外公的那么厚，没有到要用小刀去削的程度。长了两三年了，我一直没有当回事，又不是脸。这两三年，死皮有越来越厚的倾向，还有时干裂，翘边的死皮，我还经常用它来去划蚊帐玩，不过到了冬天，偶尔会有那么一两下，感觉要裂开生疼，于是我想把它弄掉。

2022 年 9 月，我打算开始灸一下脚后跟，灸了五六次。少时一次灸一壮，多时，并排三四壮一起点燃，这个热力直透涌泉，整个脚在空调房都如同踩着风火轮，热乎乎的。

由于这个地方是在膀胱经上，而且很靠近申脉穴，申脉司眼睑，灸了后，会让你"睁眼"。一开始我没有留意到这个问题，大概经过三四次后，我终于感觉到不对劲。哪不对劲呢？就是灸后，我会出现入睡困难，就算是睡着了，也感觉半梦半醒，睡眠极浅。于是，经过大概第六次灸后，我就不再灸了，停了一个多月，也就没有入睡困难的情况了。

可我突然发现，我的脚后跟不裂了。也就是说，只要你灸过，其实就激发了人体的修复功能，只不过时间有点长，灸过是有长尾效应的，在慢慢变好，隔了一个多月，回过头一看，脚后跟不裂了。虽然不能恢复到光滑的地步，但是不裂了。（图 19）

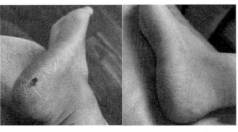

9月22日，左脚后跟　　11月14日，左脚后跟

图19　足跟干裂灸前灸后对比图

所以米粒灸的威力其实挺大的，连脚后跟的死皮都可以灸掉，那在优化配穴后，是不是可以嫩肤呢？可以除皱呢？这个我将继续观察总结经验。

范医生按：我在微博呼吁，有无读者跟着我一起灸足跟，当时有不少人也跟着灸，都取得不错的效果。一位学员说，觉得米粒灸虽小，但效果是真的好，足跟第一天痛到不敢抬脚，在干裂处施灸，灸后，第二天就不痛了，虽然有裂口，但慢慢也好转了。以下是学员的足跟照片（图 20）。

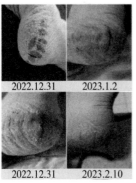

2022.12.31　2023.1.2

2022.12.31　2023.2.10

图20　学员灸前灸后对比图

烂脚丫案

一学员反馈说：前阵子脚底突然肿痛，发现小脚趾夹缝处化脓了，擦了紫金膏，没什么效果，拖了很久，最后狠心直接在脓肿糜烂处米粒灸。灸几天后好了七七八八，就停了。半个月后，脚趾无名指下方再度化脓，这次笔者指导直接在脓点上灸，灸了两次，脚底肿就消了，灸一周后痊愈。（图21）

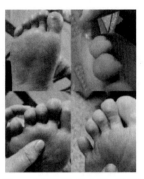

图21 烂脚丫灸前灸后对比图

注：从左往右第一张是整个脚底肿了，第二个是流脓了，第三个是复发脓包，最后一个是痊愈了。

冻疮案

麦女士，出生于东北，于2021年9月迁到浙江。冬天不适应当地阴冷天气，脚趾、耳朵尖、手指长了冻疮，用冻疮膏无果。2022年冬天可能是适应一些了，耳朵只有一点痒，脚趾头冻疮部位少了，看了笔者关于米粒灸的文章，受到启发，便涂了紫草膏，在脚趾每个冻疮处灸了3壮，怕痛，一痛就拿掉了，仅做的知热灸。灸完足部的热感持续了一阵。第二天意识到不痒了，就停灸了。知热灸，没有起水疱，也没有破。用的艾绒也不是很好，有很多梗，但一样见效。

麦女士本来抱着试一试的态度，想着就算有用，也要灸好几天，结果只灸了一次，就好了。不再痒了。

范医生按：痛证及皮肤病，米粒灸的取穴原则，多是就近取穴，就能取得明显的效果。

悬针纹案

一学员在课堂上听笔者说可以在面部施小炷灸除皱，即开始自灸。在自己印堂皱纹处施灸，一周一次，仅两周，皱纹即变淡（考虑到隐私，未引用照片）。

范医生按：面部施灸，膏要涂厚，艾炷必须要最小，且搓紧实，稍不注意，即容易烫出疱来，要小心又小心。

特应性皮炎案

案 1

小朋友在 2022 年 6 月 15 日来诊，什么问题呢？就是全身皮肤，下巴、脖梗子、前胸、屁股、肘窝、手指等，到处都是皮损，没几处好地方。尤其以下巴为重。

皮损厚如苔藓，渗水，结黄痂，瘙痒，总挠。在医院被诊为特应性皮炎。特应性皮炎又叫遗传过敏性湿疹。它有以下几个特点：①特应性皮炎患者容易罹患哮喘、过敏性鼻炎、有湿疹的家族性倾向。②部分特应性皮炎患者对异种蛋白过敏。③特应性皮炎患者血清中 IgE 增高。④特应性皮炎患者的血液中嗜酸性粒细胞增多。

她 4 个月大的时候得了一次支气管炎，没有好利索，按我们常说的，就是"失表"。失表是啥意思呢？错失了解表的治法。支气管炎一般属于肺系外感表邪，如果没有散掉表邪，就会将邪气滞留在表部，即常见于肌肤。

果不其然，到 10 个月大的时候，皮肤开始出现问题。这期间用过一些药膏或汤剂，外擦外洗，效果都不是特别好，反反复复。辗转一年多终于找到我。

从我的角度来看，这就是肺的问题。支气管炎之后，肺系的痰湿并没有完全清除，但又不能存在肺，于是满溢到皮毛（因肺主皮毛），所以皮肤就会出现这样的问题。我的思路一般是透表，常用的方剂有当归拈痛散，内有数味透表之药。

但小朋友才两岁，喝不下这么苦的药。正好 2022 年 6 月，我在门诊刚开展米粒灸不久，就问家长愿不愿意试一下米粒灸，小孩也不好灌药，也就一拍即合。当下沟通一些注意事项，以及灸后可能会留点小疤。家长表示愿意接受，第一次施灸选的是身柱穴，灸三壮。

一周后复诊，效果不是特别明显。我寻思，不能啊，应该是火候不够。第二次复诊，就定了肺俞穴，算是单刀直入了，调肺，肺主皮毛；又再取一个膈俞穴，膈俞为血会，皮肤病多是血分有热，而且病程较长，也有久病入络的嫌疑，膈俞也有活血之功。

很快，第三次复诊的时候，皮肤就开始好转，这速度不可谓不快了。

平素我治这个病，用汤药的话，可到不了这个速度，真是让我开心到飞起。于是我就叮嘱家长，你看了两次施灸应该学会了怎么灸了，回家自己再接着灸，可以省点治疗费。一周后，下巴皮肤就恢复正常了，而且到 8 月底都没有反复。

从 7 月到 10 月底，家长几乎每周都在坚持随机灸身柱、肺俞，小朋友不喊痛的时候，就多灸，一喊痛的话，就只灸一个身柱。我看了背部，没有留疤，只有一些白色的小印子（图 22）。

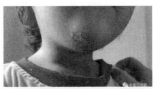
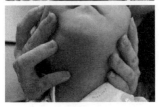

**图22　特应性皮炎案1
灸前灸后对比图**

案2

12 岁男孩，从小就是过敏体质，月子里就发湿疹（主要是耳道和头皮部位），1 岁多高热，高温惊厥住院一周，出院后体质变弱。记忆中幼儿园期间每到春天清明前后就容易发热，也得过肺炎和手足口病。小学之后比较好一些，但是皮肤湿疹问题一直比较明显。

幼儿园期间湿疹主要发在脖子、膝盖后弯和手上。小学之后发于四弯处，患处反复抓破结痂，之后便出现深色色素沉着。从幼儿园开始就基本不睡午觉，总感觉一整天精力非常旺盛，体型偏瘦。吃饭挑食，不爱喝水，喜吃冰冷饮料。晚上睡觉也总是张口呼吸，容易打喷嚏有鼻炎症状。

2018 年，孩子 7 岁时也曾经到深圳找我面诊过一次，吃了一周中药，但还是反反复复，湿疹不见好转。

时隔四年半，也已经 12 岁，于 2022 年 10 月在我的指导下，家长带孩子第一次体验了米粒灸。

家长先是在自己的足三里穴试验了三壮，感觉痛感可以接受。

才给孩子灸，第一次灸了大椎（3壮）、肺俞（3壮）、肩髃（3壮）、曲池（3壮）、上廉（1壮）等穴位。当时孩子的湿疹不仅发于四弯，连膝盖前面也有，小腿部皮肤也发痒。当天给孩子灸完之后，他反馈手感觉很热。家长观察了几天，发现他不怎么抓手肘内弯了，但是膝盖窝后侧还是抓得很厉害。反馈后，笔者让再加灸血海穴，并且在灸完后，拍打委中三分钟。

第二次米粒灸隔了一周，又给孩子灸了大椎（3壮）、肺俞（3壮）、肩髃（3壮）、曲池（3壮）、上廉（1壮）、血海（3壮）。灸血海穴的时候，孩子反馈这个穴位热感特别明显。灸完当日和隔日，反馈腿后弯处特别痒，抓破了。那周孩子经常说脚冷，自己还懂得睡觉前用热水泡脚，感觉舒服。嗓子也发痒，想咳嗽，鼻子流清水鼻涕。脚底内侧冒出了很多一粒粒的疹子，很痒。

反馈后，我再调穴位：膈俞、曲池、血海及灸后拍打委中一分钟。第三次灸完，她给孩子拍打委中穴位的时候，觉得这个区域的皮肤发热，这个感觉上周的时候并没有。当天傍晚踢球回来（户外风大），说嗓子疼头疼（脖颈后），有点低烧（38度左右），家长说印象中小学三年级以后孩子就基本没有发热了。给喝了甘消茶固体饮料＋葆通茶固体饮料＋一点金银花露睡了，早上起来枕头全湿了，冒了很多汗。第二天还是低烧，继续喝了甘消茶固体饮料，到了傍晚热退了，精神不错，脚底内侧冒出了更多的疹子，但是膝盖后窝还是痒，右侧被抓破。

反馈后，我让家长继续灸膈俞、曲池、血海，只是之前一周一次，改为隔天一次。持续灸了两周后，孩子手肘弯处的湿疹比较好了，可是膝盖后的湿疹还是反反复复（图23）。

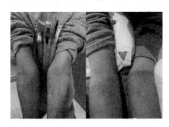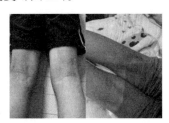

图23　特应性皮炎案2　灸前灸后对比图

之后，家长大概一周一次继续坚持给孩子米粒灸。（过年期间停了 20 天左右）。年后，我发微信随访，她这才想起来好像孩子这段时间都没有说皮肤痒了，看了看孩子的四弯处，皮肤的状态竟然恢复的还不错。摸着肚子周围还长了点肉肉（之前基本皮包骨），睡眠也比之前好，这段时间基本 10 点多就能入睡。

我嘱咐继续灸，一周一次。在原穴位基础上，再增加大椎穴，坚持下去，一定可以根除的。

崩漏与腕扭伤案

某患者，女，33 岁，一个月前来就诊，月经淋漓不尽 9 个月，在某院诊为子宫异常出血。在我看来就是气不摄血，每天搞直播两小时，说个不停，哪还有气。肚皮摸起来又是凉的，就是脾肾阳虚。

所以，我用归脾汤加补肾剂。并处以米粒灸，选穴：大椎、膈俞、肾俞、命门、关元、足三里、隐白。灸后即开始连续三天排出血块，于第六天经血收净。二诊时，未再有异常出血，继续服药并施灸：大椎、脾俞、肾俞、关元、足三里。睡眠明显改善，倒头即睡，精神也好转，可以维持直播，但我劝她不要播了，得不偿失。三诊继续守方，精神越来越好。

四诊时说一个月多没有再异常出血，又说一周前，骑电动自行车摔倒后，导致右腕关节扭挫伤，手腕不能旋转屈伸用力，影响生活。问我能不能用米粒灸。先在手腕找痛点，找到阳池穴，灸七壮，在灸第二壮时，感觉疼痛缓解，灸完七壮后，痛点转移至养老穴，再灸七壮，灸完后，其痛消失。

患者大感神奇，说自己在家雷火灸都用过，怎么这个小小的米粒灸效果这么好？米粒灸虽然是小艾粒，但是直接放在皮肤上灸，热力的穿透性要强，热力走得比较深、比较远、比较久，相较于其他灸法来说，效果自然要好那么一点。

增强体质案

小朋友 4 岁 2 个月时来诊（2022 年 11 月 11 日），想通过米粒灸来改善体质。从 3 岁开始，胃纳不开，不怎么想吃饭，长得慢，脾气大，容易哭闹，胆小，情绪不稳定，睡觉总说梦话，大便质地不成型，色偏黑，查有腺样体肥大（堵塞 75%）。舌苔总易厚腻，舌质红且起刺，看起来就像草莓。

最重要的是，非常容易感冒，在就诊前的一年里，基本每个月都感冒，每次都是还没好彻底又感冒了。这一年里，家长也自行通过食疗 + 推拿（去推拿馆）+ 中成药调理，但达不到理想的效果。于是在带婆婆来看病的时候，一同让小孩做米粒灸。

胃纳不开，大便黏，又舌苔厚腻起刺，这常见于阳明湿热。说梦话，胃络入脑，这是阳明之热上攻大脑。情绪不稳定，仍是大脑受干扰。腺样体肥大，多是责之于阳明经的拥堵。易感冒是卫气虚。卫气自中焦产生，阳明有湿热，影响了卫气的产生，于是卫气虚。综上，只要调理好肠胃就可以了。

配穴：天枢 3 壮（为大肠募穴，直接改善大便性状），神庭 3 壮（此穴一为通鼻窍，二为调节精神状态），身柱 3 壮（此为儿童保养第一大穴，几乎儿科任何问题，都可灸此穴）。

灸后一周反馈：梦话有所改善，胃口开始变好，感冒也不再缠绵，自愈变快，情绪没那么激动。

11 月 18 日第二次施灸，身柱 3 壮、中脘 3 壮（增加胃的收纳能力），足三里左右各 1 壮。一周后反馈：没做梦，即不再说梦话，情绪变得开朗活泼，胆子变大了一点，胃口还不够理想，大便质地变好，有一半是黄的，但睡觉很大汗。

第三次施灸为 11 月 25 日，选穴身柱 3 壮，肾俞左右各 2 壮（补先天），足三里左右各 1 壮（补后天）。

第四次施灸为 12 月 12 日，神庭 3 壮、身柱 3 壮、足三里 3 壮。经四次施灸后于 2023 年 2 月 13 日反馈：所有的症状得到全面的改善，从去年 11 月之后就没有再感冒过，大便质地性状正常了，睡眠不打呼噜了，睡觉也安稳了，很少再说梦话了。草莓舌、厚腻苔的情况也好了很多。但胃口仍然不够理想，入睡后头部还有盗汗，希望继续得到改善，身高体重的发育能赶上同龄人。

仅经过四次的施灸，这种易感冒的体质已经得了很明显的改善，连舌苔都得到了改善，大便也正常了，消化功能其实是好转的，肠道的湿热越少，吸收功能就会变强，生成的卫气就越多，化生的气血也越多，身高体重就会跟上，胃口也会慢慢变好，以前不能吃的，也变得能吃。

小小米粒灸，在改善儿童的体质上面，是有大威力的。

抑郁案

2022年10月19日，在就诊之前，小孩的父母先进诊室跟我沟通，希望我的语言尽量避免刺激到孩子。其母说，孩子14岁，有抑郁症，有自杀行为。我说，好，知道了。沟通完，让孩子进来，伸手把脉，手臂上有十几道触目惊心的割痕。想必当初内心是极度的挣扎。

家长代诉：情绪低落，易哭泣，自伤行为2年余。现读初三，2年前渐起出现情绪低落，无缘无故哭泣，容易发抖，有窒息感，有自伤行为，有消极轻生念头。感疲惫，变得懒散，只想睡觉及坐着发呆。总看到一个人影，来安慰自己；有时听到有人唉声叹气；不敢去洗澡，总担心有人。人际关系一般。

3月22日至江门市中心医院就诊，诊断为抑郁发作，予氟伏沙明150mg，阿立哌唑10mg，苯海索2mg，对症治疗，情绪稍缓解，但上课注意力不集中，学习下降明显，称服药后感到很困，影响学习效率。睡眠不佳，多梦易醒。她做过一些测评，有抑郁，也有焦虑。

我看的时候，有明显的入睡困难，常头晕头涨，心慌，食欲不振，嗳气，无口苦，舌淡嫩苔薄有齿印，脉细涩。从我的角度看，她是心脾血虚，且肝失所养。血虚很容易表示为入睡困难，尽管烦躁，但她的火气不大，因为舌淡嫩、苔薄、有齿印，这是虚为主，脉细涩就是血亏。头晕头胀，常见于气血不能上荣于脑。

而且她的情志出现了问题，抑郁了，不能开心了，为什么？因为血是精神活动的物质基础，就是我以前在《做自己的中医》里写过的，跟产后抑郁一个原理。那她的血是怎么消耗的？父母在外打工，自幼由外婆带大。到读初中了，父母接过来，这时一方面相思外婆（思则气结影响脾生血，脾不生肺又悲从中来），与外婆相处模式切换成与父母相处模式，变成不受管教了（肝气不舒，烦躁易怒，却又不能反抗父母权威，只好自残）。久而久之，就出现了悲观厌世，甚至精神开始轻微分裂到幻视幻听。

说到底，还是气血不够旺盛导致不能应对环境人际变化。我给开了归脾汤补心脾肝的血，又加一味玫瑰花舒肝。

11月7日来复诊，父母说虽然幻视幻听、头昏脑涨、入睡困难，不过都变轻了，而且心情稍开朗了，胃口也稍开了。我说再吃这个药方，合上温胆汤吧，不管有没有也试着化化心包的痰，能开心。而且，我想再给你增加一个疗法，即米粒灸。家长同意。

我配穴如下：百会（直接刺激大脑，调畅情志）、膏肓（此穴补虚劳，而且平厥阴俞直通心包，可以开心）、脾俞（脾主运化，脾统血，也生血，有血就能开心）。

到了11月21日，第三次来诊，这次可以看到，孩子心情明显地变开朗了，头晕头涨也明显地好转了。虽然入睡还有点难，也有幻视幻听，但程度轻多了。

于是我继续守方，守穴。这次没有在医馆灸，让家长回家自行施灸，省点钱，让她们继续坚持，一定不要中断。家长对我说，一定会坚持，因为看到了希望，也一定会每个月来复诊的。我说好。结果碰到疫情爆发了，这一下，就两个多月没有音讯了。

一直到了2023年2月1日复诊，整个人看着气血好了很多，完全正常，家长说一直在灸，坚持一周一次，现在睡眠正常了，没有幻视幻听了，就还有轻微的头晕头胀。继续守方守穴。

2月13日，今天家长告诉我说，跟老师打电话时，老师说孩子开学回来，像变了一个人，很阳光开朗还乐于助人。家长有一天发现，她一口气竟然能背200个单词，问她怎么记得住那么多？她说，就是读两遍就记住了。米粒灸的威力真的是无穷的，或者说，人的自愈力，真的是无穷的啊。

厌学案

案 1

2022 年 10 月 12 日，13 岁女娃开学后，情绪不太稳定，总是不太想上学。经常觉得头晕、头痛，又鼻塞，常咯白痰，喝过一阵子中药，但是没特别大的进展。其实在一年前第一次来月经之后（月经周期有点乱），就开始出现厌学了。

经期刚来时，总是不想上学，在家睡觉，也不想起来，总说头痛、头晕，觉得活着没意思，动不动就请假不去。脾气不好，暴躁。针对鼻塞自行灸过身柱、肺俞，针对咯白痰自行灸过脾俞、足三里。问我对于不想上学，还可以灸哪里？这个厌学情绪，其实有抑郁的成分在，家长的配穴其实已经很对证了。

头晕头痛与月经有些相关性。月经周期紊乱，来早来晚不定时，常见于肝气郁结。月经之后出现头晕头痛，常见于血虚，血不能荣头，来月经了血跑掉了嘛。有血虚，有肝郁。鼻塞咯白痰，是有痰。身柱、肺俞，可以通鼻化痰。足三里、脾俞，可以健脾化痰，也可以运脾生血，血足则肝得养。

在这个基础上，我建议再加一个百会，百会可以安神定志，让她情绪稳定。尽量每周一次，可以交替灸，也可以都灸。

治疗过程如下：13 日，百会 + 足三里各 2 壮，当晚 10:30 已经睡着。当天月经来了。14 ~ 20 日，月经期间暂停。20 日，太阳晒了一天（运动会），回来有点头痛，面部晒伤。21 日，头痛请假在家，灸了百会、大椎、肺俞、身柱各 3 壮。哭了，流了很多眼泪和鼻涕。下午开心上学去了。23 日，灸了百会、大椎、肺俞、身柱、足三里各 3 壮。

大椎壮督脉，通大脑，也能通六阳经，让六腑通畅。用得很好。其中有一天，阳气足了后，可以冲破心理障碍后通过哭泣，将情绪释放。（灸可以让人哭，其实在进行针刺的时候，也常常碰到过）。经过一周多的连续灸治，大便陆续通了，也流了很多鼻涕，偶尔打喷嚏。

30 日，灸了百会、大椎、肺俞、身柱、足三里各 3 壮，此后就没有再怎么说不愿意上学了，但情绪还是有点暴躁，清嗓子咯痰有改善，但没有完全好。

11月5日，灸百会、大椎、肺腧、身柱、足三里各3壮。11月6日，灸百会、大椎、肺腧、身柱各1壮。擤鼻子次数减少，鼻涕也少了，还有白色咯痰。负面情绪少了一些。

此后，基本一周一次坚持米粒灸。慢慢地，孩子也接受了这种疗法，可以让灸更多的穴位，针对鼻子的问题，增加上星、风池、手三里、曲池，只剩下咯痰。这些穴位会轮流交替地灸，连皮肤气血也好了很多，整个人的状态好了很多。虽然没有完全康复，但起码解决了厌学问题。

于2023年2月11日，我又给了一个选穴配方：上星、百会、大椎、中脘、关元、足三里，并叮嘱说，能增强记忆力，提升成绩，并说有美白作用以兹鼓励。料想这样应该就能坚持了。

范医生按：人在生病的时候，肉体是遭受着痛苦的，这个痛苦如果没有得到救助，慢慢地，就会影响心灵，简简单单的一个鼻炎，其实都可以令人厌世。荨麻疹、空鼻症、湿疹、阴道炎、失眠、耳鸣、低烧不退……有很多很多看起来不起眼不严重的病，却可以通过攻击心灵而夺走人的生命。身心是相互一体的，我们有时候不要仅仅只关注肉体的状态，而忽视了心灵。也不要仅仅只关注心理状态，而忽视了肉体的病痛。

案2

某家长看过我分享的厌学案后，就带孩子来找我，该女患者为初中生，主诉是入睡困难，但家长提前告诉我，患者在某医院诊为抑郁症，请我照顾一下情绪。现在已经有三周未去上学，觉得一切都无聊，而且脾气还暴躁，其间我说房间的窗帘不能全遮光，要用儿童窗帘，有一定的透光性，人离了阳光容易抑郁，结果她大吼反驳我说她阳气足得很。当前患者入睡困难，偶半夜醒，睡醒精神差，偶心慌，头不晕，但有手麻，大便正常，舌淡红苔薄，脉细弱涩。这一看就是心脾血虚。

我以归脾汤补血。又令灸百会、身柱、关元、足三里，并教会家长施灸，让三五天灸一次。十八天后复诊，可正常入睡。继续守方施灸。又十一天后复诊，已经恢复上学，可正常入睡，并无半夜醒，无心慌，头不晕，手不麻，记忆力有提升，学习成绩上升，错题减少。

范医生按：其实这些学生不是厌学，大多是精神恍惚，神经衰弱，成绩自然会下降，一旦下降，大多会产生自卑心理，就变成了厌学，因为没有人会喜欢失败经历。经灸百会后，精神好转，记忆力提升，成绩自然上升，一上升，就恢复了自信。

提神助学案

我的外甥女，在 2023 年春节后，感染了新冠病毒，经服中药与米粒灸治疗后，五天即恢复精神，可去上学。但反馈上课时，总是精神恍惚，不能集中注意力。我妹问我有无办法。

我说，可以灸百会、大椎、中脘、关元、足三里。尤其是百会，可以醒神益智。至于大椎、关元、中脘、足三里，既补先天也补后天，一周补起来，就能大幅提升精力。

两周后反馈，这两周老师讲课能听进去了，也能理解，听得懂了，而且作业全 A。一开始，以为是老师布置的作业偏简单，后来一看，很少人能拿到 A，这才确信是自己的成绩提升了。想起第一学期，数学的单元测试就在二三十分之间浮沉，这学期老师带着大家复习了一遍去年的课，跟着又上了新内容，两周后单元测试，数学竟然考到 99 分（总分 120 分），排在全班第四名。又过段时间，其他课目也有少许提升，但主要是数学成绩比较明显，现在她已经是班里女生之中的第一名了。很多同学都在编排她，说她偷偷报了辅导班，不服气。

范医生按：其实我外甥女上小学时，成绩还可以，但在五年级来了月经后，精神开始变得难以集中，性格也大变，不爱说话，还抑郁，六年级时在枕头底下放刀片，把我都给吓了一跳，后来我给开了点药，喝了后心情才开朗起来，但是成绩当时是没有变化。上了初一，要住校，还是"衡水"模式，管得很严，体能消耗大，有点吃不消，这次我给灸百会提升成绩，并不是偶然有效果的，因为我观察过很多例，都有明显的提升记忆力的作用，这才给用上。

我曾说过，女子初潮很重要，如果这个时期没有过渡好，会影响一生。首先，经血一走，则血虚，血虚易出现不能喜乐，也容易头晕健忘；其次，心理上，不能一下子接受出血，会产生恐惧，长期恐惧，人则自我封闭；最后，男生如果发现一个女生经常上课之间跑出去，有可能会故意调笑女生，引起自卑。林林总总之下，性情容易大变，如果没有得到正确的疏导，就会出现问题。

儿童增高案

栾某，男，辽宁丹东人，5岁2月龄，因为身高体重发育稍缓慢于2023年2月15日初诊。早饭后量得身高为106厘米，在幼儿园同班里算稍矮小的了，过去一年身高增长仅为5厘米，速度缓慢，这已经成为家长的一块心病，且身高焦虑普遍存在于各位家长心里。除了这个问题，当时还遗有反复咳嗽，时常腹痛，手心热，总起口腔溃疡，有副鼻窦炎，常打喷嚏，睡不安稳翻来覆去，睡不好吃得少，又常常早上起床时发生晕厥冒虚汗（查出低血糖）。既往曾查过脑垂体体积略小，其他没有特别症状，舌淡嫩苔薄，脉稍弱。

腹痛、手心热、睡不安稳、长口腔溃疡，这在笔者看来，就是胃肠有湿热。常咳嗽又打喷嚏，这是肺气不足。低血糖晕厥自汗，舌淡嫩苔薄，脉稍弱，脾虚常见。总体看来，就是胃肠湿热，影响了饮食的吸收，导致脾虚。肠道湿热通过经络又传导至肺，引起咳嗽（这个在《痰湿一去百病消》里有论述）。脾虚不能生肺气，又引起肺虚而卫气不能卫外而常喷嚏。脾虚本身就化生气血不足引起晕厥自汗，也影响身高体重的发育。

这个问题的关健在于胃肠湿热。湿热怎么来的？——牛奶。家长以前常给孩子喝牛奶是为了长身高，发现越喝越不长，而且钙铁锌、D3也没少补，就是长得慢。从我的角度看来，胃肠有湿热的人，一定不要碰牛奶，奶制品都不要碰，这东西就是生湿热，咱们汉族人以奶制品为主食的历史很短，胃肠还不能完全适应，消化不了就在胃肠生成了湿热，湿热又阻碍了正常饮食的吸收，最后的结果，就是因为湿热而导致脾虚——这叫因实致虚。

他的身体同时存在了湿热与脾虚。我的治疗方案：一是停牛奶，从源头上断绝湿热之源，慢慢恢复脾胃的活力。二是米粒灸强身，选穴身柱、中脘、足三里各三壮，一天一次。身柱可以调理一切儿童的疾病，是个保养穴，可以补肺气，治咳嗽。中脘可以开胃消食，化一切食积，透胃中湿热。足三里，健脾胃，增强化生气血的能力。

一周后复诊，咳嗽明显缓解，食欲改善，入睡稍难，大便通畅。守灸方，继续坚持。一个月后反馈，身高增加 1 厘米，体重增加 1 公斤。无咳嗽。睡眠明显改善，睡得很香。食欲明显改善。我叮嘱，改为三五天灸一次。

4 月 13 日早上反馈，现身高为 110 厘米，长了 4 厘米。都是早饭后量的身高，去年一年才增长 5 厘米，这样看来，这两个月的增速确实是变快了。而且除了鼻子痒之外，其他什么咳嗽、腹痛、睡不安稳、大便干这些，都好得差不多了，再也不喝牛奶了。

焦虑症案

笔者接诊过不少这样症状的患者，突然一阵没由来的心慌，甚至心痛到像被揪着一样，心脏像要跳出嗓子眼儿，而脖子像被人掐住一样，随后就飙冷汗，眼睛开始花起来了，看不清东西，时时害怕，怕到要死。2022 年 6 月 17 日，我就接诊到这样一位患者。

她是以头晕持续一年半为主诉来就诊的，舌淡红苔薄，脉虚。细问下来，就有一些上述相关的细节。她经常会心慌乏力，尤其以月经前后三天为主，素来心跳快，多梦易醒，偶胸口作痛，视物模糊，有恐惧感，不敢一人出门，易紧张，掉发。30 多岁却不敢一个人来看病，要家人陪着来，由此可见其"恐"的程度。

患者曾在 2021 年 7 月开始经针灸、药灸、药透等治疗一个月，随后又服中药三个月，症状缓解。睡眠、胃纳、排便都正常。我想起以前看过的一些患者，尤其是年龄 50 岁上下的更年期妇女，最容易有这类症状，甚至还有一发作就伴腹痛甚至上厕所拉稀的，千奇百怪。可是她的年龄还不到更年期。我就再细问最初发作时，是在什么时候？她说，大概在 2020 年 11 月前后，听完一场时间很长的"心理危机干预"课程，回到家当晚7点，就出现一股气往上冲的感觉，随后心慌乏力，发冷发抖，叫120急救，在去医院路上就缓解了。

事后做过相关检查是没有提示心脏问题的。

试分析，由于有明显的诱因，即听完别人的"课"而引发，所以，更多的是心理的问题。正常情况下，其实这种课是很有益的，但最怕的是"水货"讲师，对课程理解不到位，对听课者武断地做一些不好的判断或诊断，加重了听课者的心理负担，最后诱发焦虑。

因此，更像是心理学所说的焦虑症。焦虑症是指在日常情况下，出现强烈、过度和持续的担忧和恐惧，可在几分钟之内达到顶峰。这种症状会干扰日常活动，难以控制。常见的焦虑症有广泛性焦虑障碍、惊恐障碍、社交恐惧症、特定恐惧症和分离焦虑障碍等。

惊恐障碍：反复出现不可预期的强烈的害怕或不适感，并且在几分钟内达到高峰。

广场恐惧症：当患者离开家，处于人群中或在不易离开的环境中时就会感到焦虑。

社交恐惧症：由于面对可能被他人审视的一种或多种社交情况时，产生显著的害怕或焦虑。

特定恐惧症：对于特定的事物或情况（如飞行）产生显著的害怕或焦虑。患者恐惧的不是事物本身，而是患者所认为接触该事物或处于某种情况时，可能产生的可怕后果。

广泛性焦虑障碍：对诸多事件或活动表现出过分的焦虑和担心，时间长达至少6个月。

分离焦虑障碍：与依恋对象离别时，产生的与其发展阶段不对称的、过度的害怕或焦虑。

很明显，她就比较符合焦虑症的诊断。接下来，我要从中医的角度去分析了。言为心声，所以，语言是可以直入人心的。要是心血不足，则非常容易受到语言的捆绑与伤害。或者语言魅力（用专业的术语去包装之后）强大，即便是正常的机体，心理也容易受到影响。

危机干预，首先讲的，必然是心理危机。心理危机是指由于突然遭受严重灾难、重大生活事件或精神压力，使生活状况发生明显的变化，尤其是出现了用现有的生活条件和经验难以克服的困难，以致使当事人陷于痛苦、不安状态，常伴有绝望、麻木不仁、焦虑，以及植物神经紊乱症状和行为障碍。

在专注听课时，很容易将自己代入到这种语言表述的情境之中，也就是代入角色。情绪一旦被调动，先动的是心神，然后就是肝魂。心血本不足的人，心神就容易浮动在外了，魂亦不守舍了，也就是心阳外越；心血不足，子盗母气会引起肝血也不足，久而肝阳也上亢，而肝阳上亢，是非常容易引起冲脉的气往上冲。

心阳的浮动，也容易勾动肾中的相火上升，同样也亦诱发冲气上冲。一旦被语言勾动了心神与肝魂，那冲脉的气就会上逆，就容易出现心脏像被揪着，脖子像被掐着的濒死感。

中医有个类似的诊断，叫：奔豚气。患者自觉有气从少腹上冲胸咽的一种病证。由于气冲如豚之奔突，故名奔豚气。就像体内有只小野猪往上蹿、往上拱，见过野猪拱人的不？那速度非常快的。

冲脉的问题，责之于肝肾，因为八脉（奇经八脉包含冲脉）隶属于肝肾，所以要补肝肾。

冲脉又附于阳明，所以要治胃。

怎么治？用归脾汤，补心肝之血。用龟鹿二仙胶，补肝肾之精。

温针选穴：内关、公孙（为八脉交会穴，专治心胸胃之症状，具体的原因我在《范医生的针言灸语》这本书中有分享），再加一个足三里（健脾胃，也可以镇冲逆）。

在这基础上，患者在我这治了十来诊，情况越来越好，不再那么害怕了，可以外出逛公园了，也可以陪孩子出门了。某一天，遇到邻居去世了，受到精神刺激复发过一次，守方治疗，缓解了。再次复发是因为陪孩子逛的时间长了，累到了，还是守方治疗，又缓解了。在看的十几诊中（每周一诊），基本上每周都有一点点的进步。到后面几诊，冲脉的气已经很稳定的，就以补虚为主，取穴关元（补先肾）、足三里（补后天胃），病情就更稳定了。很快新冠病毒疫情爆发，我在 2022 年 12 月 16 日第十九诊时，叮嘱她说：如果不能来复诊了，就在家自己米粒灸，只灸关元、足三里。

2023 年 2 月 15 日，她给我留言：范医生好！我是您的患者，看到您的这篇《青春期抑郁症》文章我深有感触，焦虑症抑郁症太痛苦了，不知道您还记不记得，我也是因为焦虑，去年 6 月份开始在您那里治疗，一直到 12 月中旬。因为新冠病毒疫情爆发，加上过年回老家，也有两个月没去找您看病了。这两个月我自己用米粒灸，灸关元和足三里，我现在已经基本康复，非常感谢您，祝您及家人身体健康，一切顺利！

到这里，我知道她把自己灸好了，是米粒灸收的官。我是真的高兴，经过多例观察，米粒灸对精神类疾病，真的有着不同寻常的疗效。

范医生按：最后我想强调一下，我对语言的一些浅显的理解。从我的角度看语言分为两大类：一类我称之为祝，祝福的祝，祝由的祝（即所谓的正能量）。医生告诉患者这个疾病的缘由，告诉他这个病是怎么来的。他理解了这个病，就消除了恐惧，没有恐惧对自身的攻击，那么这个气就得到了平息，气得到了平息就能正常运转，正常运转后身体就能恢复机能。"祝"的主要作用是消除恐惧，并让患者产生一种积极健康向上的驱动力，祝福你日子过得越来越好，他就会往这方面去努力。

另一类我称之为咒，咒骂的咒，诅咒的咒（即所谓的负能量）。如果人活在一个充满指责咒骂的环境里，比如你这个人怎么这么娇气？你怎么不早点去死？你怎么这么没用？在这样一个环境中，长时间语言的攻击，这个人就会去反思我是不是真的没用，我是不是真的多余，我是不是真的该死？他既产生了恐惧，也产生了麻木，在不停自我否定之中，气为之纠结、下陷，这个气不运转了，慢慢整个身体机能就往下走了，最后再出现一系列的病理上的改变，严重的直至死亡。

所以为什么讲"良言一句三冬暖，恶语伤人六月寒"，这是非常有道理的。

有一类人，比较皮实、脸皮厚、滚刀肉，这类人他气血旺盛，一些不管你是祝福的语言还是诅咒的语言，到他身上都是反弹的，都弹开的，他都不听的，所以没有任何影响，就是心理素质非常强的。

有一些人本来身体就比较孱弱、气血不足，他的心血不足，他是很难抵抗这个语言的影响，所以他一旦去听一些课，听完课潜意识去照做，而要做的东西与他原来的本性是相悖的，他就会出现一种特别别扭的感觉。

人一旦别扭了，他气机就是会纠结，气结不运行，这个人就是药食难进，你的心结不打开，气就是不顺的。不顺，你怎么调都没有用，你吃什么药都没有用，龙肝凤胆都没有用，所以必须把这个心结解开，你把话给他说透了，说顺了，用祝福的话语告诉他这个病怎么来的，怎么去的？积极健康向上的话跟他讲，讲完了这个病就好了，不用吃药。

这个世界太多营销的"洗脑课程"了，无不是利用人的恐惧、同情、愤怒心理，人一旦害怕起来、同情心泛滥起来、怒火攻心起来，就容易失去理智，很容易就被人牵着鼻子走，但凡人家起点歪心思，就被骗了，再来点心理攻击，就得不偿失了。

气血不足、精力不足者，放弃让自己成为更厉害的人，可能是一件好事。"开口说大义，临难必变节"，别再去听一些让人气血沸腾的话术，说话一套套的人，自己多半做不到，因为半桶水最晃荡。

两耳不闻窗外事，反而好。

平凡的日子，其实是最奢侈的日子，人一旦接受了平凡，情绪就不容易波动，小日子就会慢慢地滋润起来。

芋头中毒案

2023 年 3 月 1 日中午，一位成都学员和朋友约着去老地方吃麻辣牛杂火锅，当天还多点了一份厚切片的芋头。吃到嘴里第一口就明显感觉到舌头麻，但没有管它，不好吃就没有吞，顺势吐出来了。不信邪，又去夹了一片芋头，咬上，更麻了，又吐出来了。当时没有当回事，买单回家了。结果，从中午到晚上七点，舌头、口腔都还很麻，但是不反胃也没有头晕乏力及其他不舒服，以麻为主。

但她还是怕有问题，就向同学求助，我看到了，就给了一个解毒方：绿豆 100g，黑豆 100g，甘草 50g。加生姜煮水饮服，兑蜂蜜水适量。随后我提议试试灸筑宾穴五壮。她便各灸了五壮，做的知热灸。灸完感觉好了三成，嘴还是能感觉到麻。随后再喝我开的处方，喝下去就感觉好了。

范医生按：尽管灸筑宾穴没有完全解决问题，但也是提供了一个方向，确实有点作用。另芋头属于天南星科，属于低配版的生半夏。中药配伍里面，刚好半夏就畏生姜，生姜可以杀半夏的毒性，属于减毒搭配。

自 2019 年开始推行米粒灸，不知不觉几年过去了，做得多了，
火候把握得还行，现在给患者施灸，可以做到不起疱不发疮，甚至
不起痂，连个印子都没有。

经过大量的临床观察，发现只要有热感透入穴位，即可起效，
没有必要像古代那种化脓灸，只不过像我们做米粒灸，可能要多灸
一阵子罢了，但少了很多痛苦，却多
了很多方便。

岭南民间灸法依然盛行，粤东有
灯火灸，粤西有艾火灸，广西龙胜而
灯火艾炷皆用。

龙胜人用口水粘艾炷，发现口水
不够粘时甚至还用牙垢涂皮肤上，用
的火力很猛灸得坑坑洼洼。

乡下人，能灸得好的，几乎就不
上医院了，可缺乏辨证能力，以致效
果参半，很多灸得肉烂了都没效果。
可当地乡下多数老人还是喜欢用的，
特别是那些家里穷的。

看到这灸疮（图 24），几乎贴近
古法了。

要说古法里用得最好的，应该是
浙江平湖"严氏针灸"。

浙江平湖严氏针灸自清代至严
定梁已六世。其父严肃容（公元
1904 ～ 1967 年），名闻江、浙、沪
地区，当地群众咸呼为"严针灸"。

他们每年只在农历小暑起到白

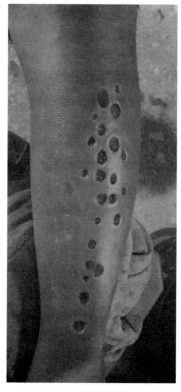

图24　广西龙胜地区艾炷重灸

露止这个时期内施灸。不在这个时期内来的患者，也要劝其等到这个期间再来灸治。我们米粒灸，则没有这种限制，原先我也担心有时间影响，后来参考了泉州留章杰老先生的经验"认为灸后可不起泡，冬天可灸至五至七壮，夏天可灸至三到五壮，具体方法只能看实际操作"后，心中再无挂碍，一年四季，只要室温高，则可辨证施灸。

严氏灸法其艾炷底直径0.6公分、高0.8公分，很大，每天只灸一穴，先将蒜汁涂敷已定的穴位上，再将艾炷贴上点燃施灸，直至艾炷燃尽自熄，再另按一壮，重燃艾炷，直至灸完所需壮数。每灸一壮，即涂蒜汁一次。每天一穴，连续灸完为止，一般不予中断或隔日。施灸时为减轻患者痛楚，艾炷燃至三分之二以下时，即由专人拍打灸穴周围皮肤。

艾炷巨大，其痛感剧烈，灸后还要多吃肉类以助发疮，灸后每穴都要贴上膏药，膏药每天换一次，化脓后如脓汁过多，则每天换二、三次，直到收疤后停用膏药。约十天左右焦痂脱落，这时起忌食一切发物，以期早日收疤，约需40多天，化脓及恢复期内须绝对停止体力劳动与长途行步（休息二个月）。注意睡眠姿态以防灸处损伤。虾、蟹、姜三物灸后需忌食三个月。

也就是说，进行一次严氏艾灸治疗，前后要耗费近三个月，对于现代人的工作节奏来说，实在难以操作，而且这么大的艾炷，一般人也忍受不了这种痛苦。

尽管严氏的灸法效果非常好，一年只需进行一次治疗，但对于生活条件好转的新时代国人，似乎有点不那么适合时宜。

我在读到粟米、黍米这种规格后，发现直接灸并非不可为，并非不可在当今这个时代推广，尤其是在结合了"紫金膏"做为黏附剂使用后，简直如虎添翼，既减轻了痛苦，又保留了直接灸的效果，上至百岁老人，下至刚出生的婴儿，只要火候把握得当，皆可施灸。

黏附剂涂厚点，老手火候把握好，全身（除眼球、血管表面、心脏搏动处）表皮几乎无处不可灸。

相害相权取其轻，米粒灸可取效的情况下，化脓灸则实无必要。

是为记。

范怨武

2023年9月